EXERCICES ET JEUX

ADULTES ET SENIORS

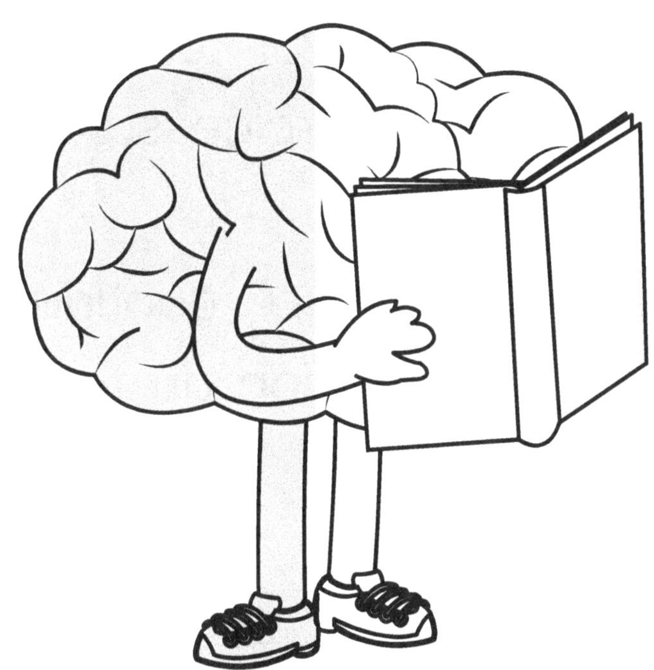

POUR BOOSTER VOTRE MÉMOIRE

ET PRÉVENIR LES TROUBLES

CONSEILS D'UTILISATION

Ce livre a été réalisé par notre équipe avec le plus grand soin. Destiné aux adultes et seniors, ce livre va vous permettre d'entretenir votre mémoire, de favoriser et développer votre concentration et de solliciter vos méninges, gage d'un cerveau en bonne santé.

Certains exercices sont simples, d'autres sont un peu plus compliqués. Si ces derniers vous bloquent, passez à l'exercice suivant et vous y reviendrez plus tard.

Le but est d'entraîner quotidiennement la mémoire. Aussi, en fonction du temps passé par exercice, il est conseillé d'en réaliser deux par jour.

Nous espérons que vous passerez de bons moments avec ce livre.

EXERCICE N° 1

Mémoire: observez l'image ci-dessous et mémorisez un maximum d'éléments puis tournez la page

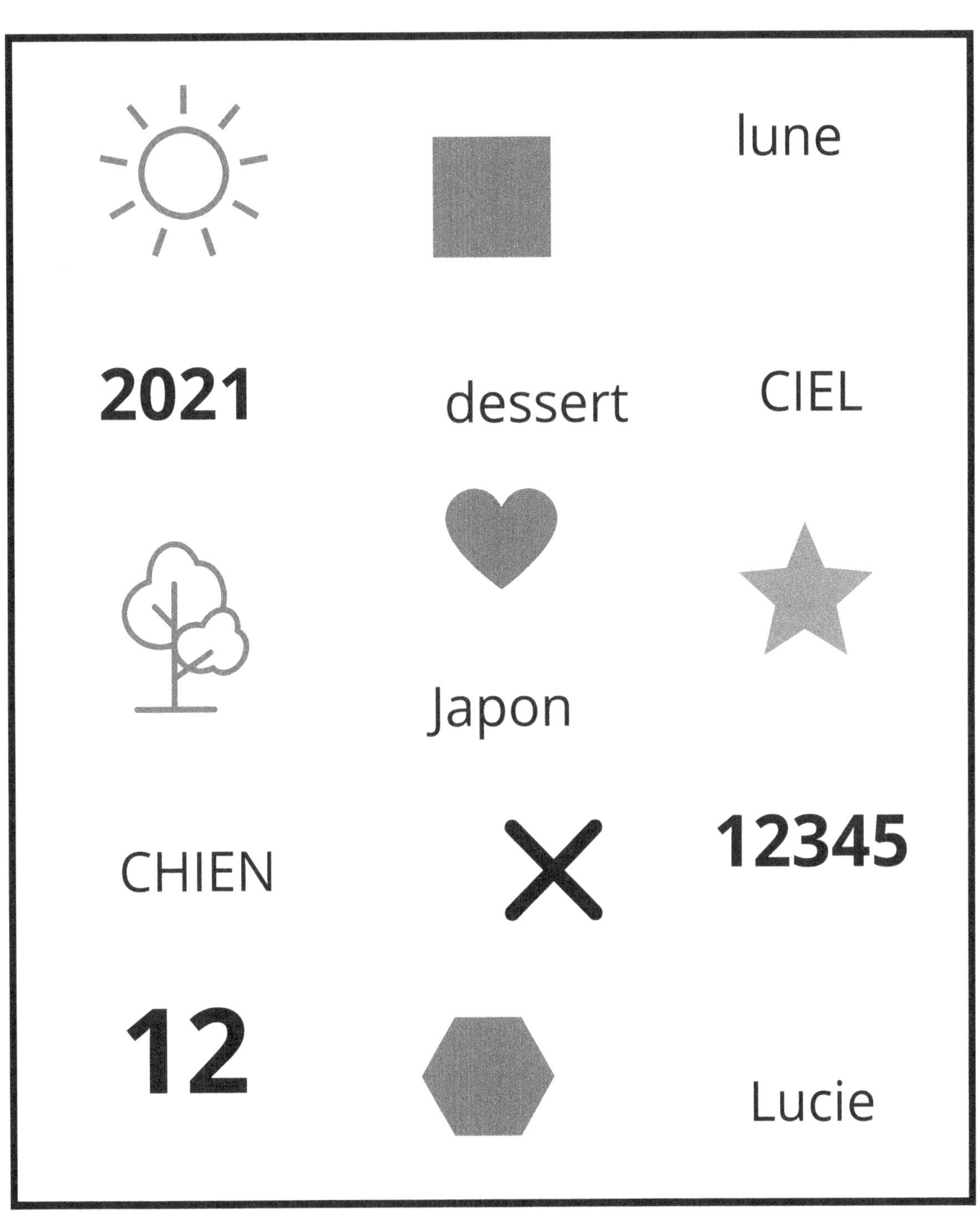

EXERCICE N° 1

Essayez de remplir le plus de cases possibles
avec les mots, dessins , objets et nombres

<table>
<tr><td></td><td></td><td></td><td></td></tr>
<tr><td></td><td></td><td></td><td></td></tr>
<tr><td></td><td></td><td></td><td></td></tr>
<tr><td></td><td></td><td></td><td></td></tr>
</table>

EXERCICE N° 2

Vocabulaire : trouvez 15 mots commençant par Ti

1   Ti...

2   Ti...

3   Ti...

4   Ti...

5   Ti...

6   Ti...

7   Ti...

8   Ti...

9   Ti...

10   Ti...

11   Ti...

12   Ti...

13   Ti...

14   Ti...

15   Ti...

EXERCICE N° 3

Pyramides additions

Règles: le nombre à inscrire dans une case de la pyramide est toujours égal à la somme des deux nombres écrits dans les deux cases de la ligne inférieure et qui jouxtent la case vide.

N° 3.1

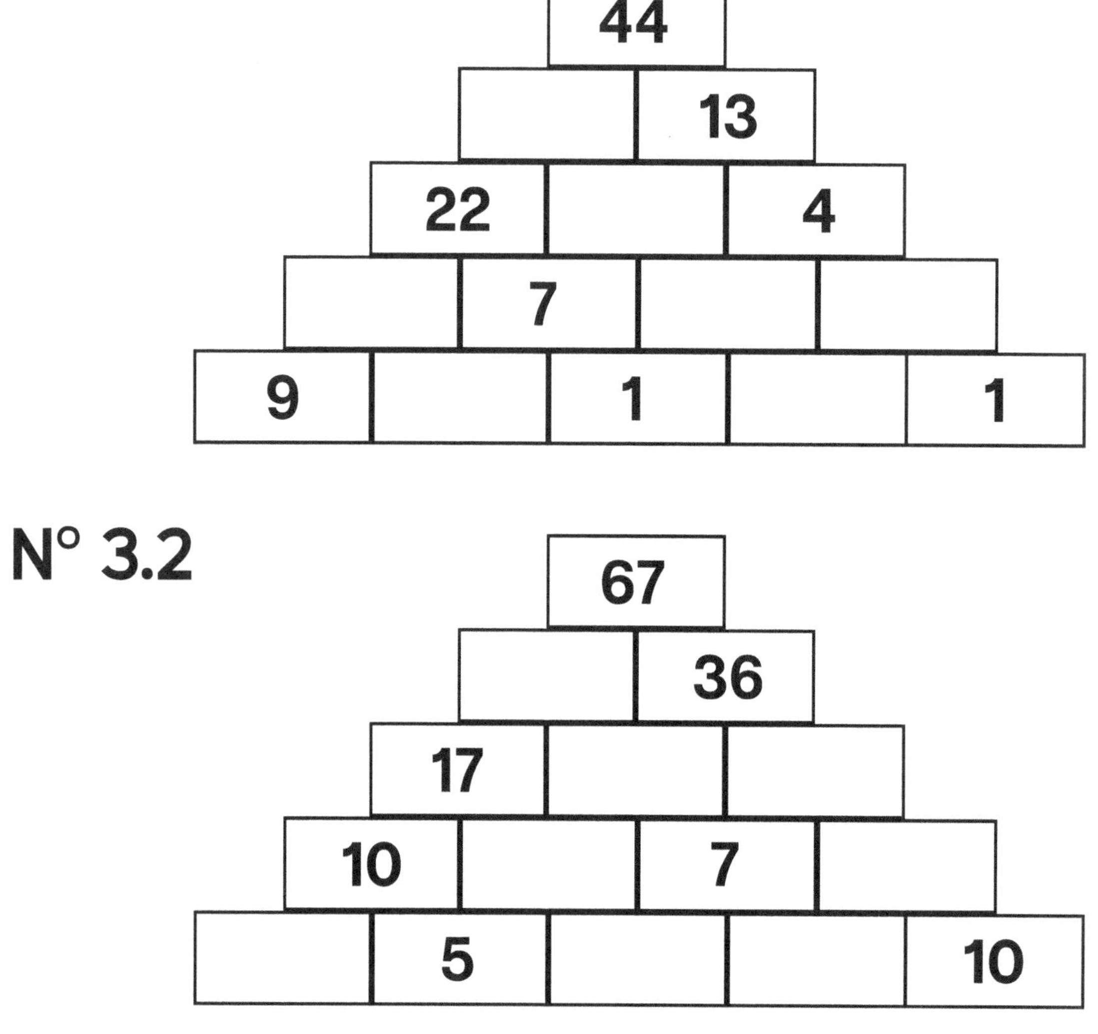

N° 3.2

solutions à la fin

EXERCICE N° 4

Trouvez le bon nombre de carrés

EXERCICE N° 5

Complétez les expressions suivantes:

1) Cet habit lui va comme un ....

2) Appeler un .... un chat.

3) Après la pluie, le ....

4) Il a parlé si longtemps qu'il est au bout

du ....

5) Après une période difficile, nous voyons le

bout du ....

6) Tu ne peux pas discuter avec lui, il prend

tout au pied de la ....

7) Au royaume des .... , les borgnes sont rois.

8) Autant chercher une .... dans une

botte de ....

9) J' ai des fourmis dans les ....

solutions à la fin

EXERCICE N° 6

Labyrinthe: trouvez la sortie

EXERCICE N° 7

Rayez l'intrus

1	robe	jean	pull	abricot
2	table	anorak	chemisier	blouson
3	cliente	vendeuse	étudiante	magasin
4	orange	WC	fraise	pomme
5	billet	centimes	euros	baskets
6	magasin	boutique	pharmacie	papier
7	courgette	tomate	fraise	concombre
8	pomme	grenier	salon	cuisine
9	banane	pêche	laitue	abricot
10	veste	livre	costume	pantalon

EXERCICE N° 8

Reproduisez le dessin

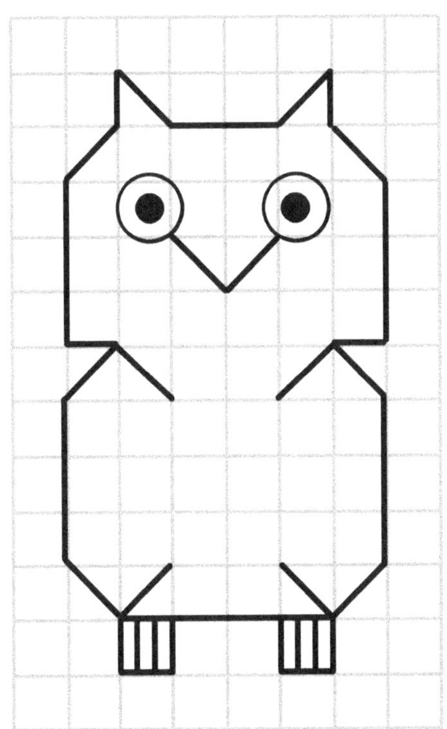 

EXERCICE N° 9

Reliez les contraires

abandonner ●

additionner ●

accélérer ●

accrocher ●

acheter ●

aimer ●

ajouter ●

● décrocher

● retirer

● vendre

● soustraire

● détester

● recueillir

● ralentir

EXERCICE N° 10

Comptez le nombre de chaque élément

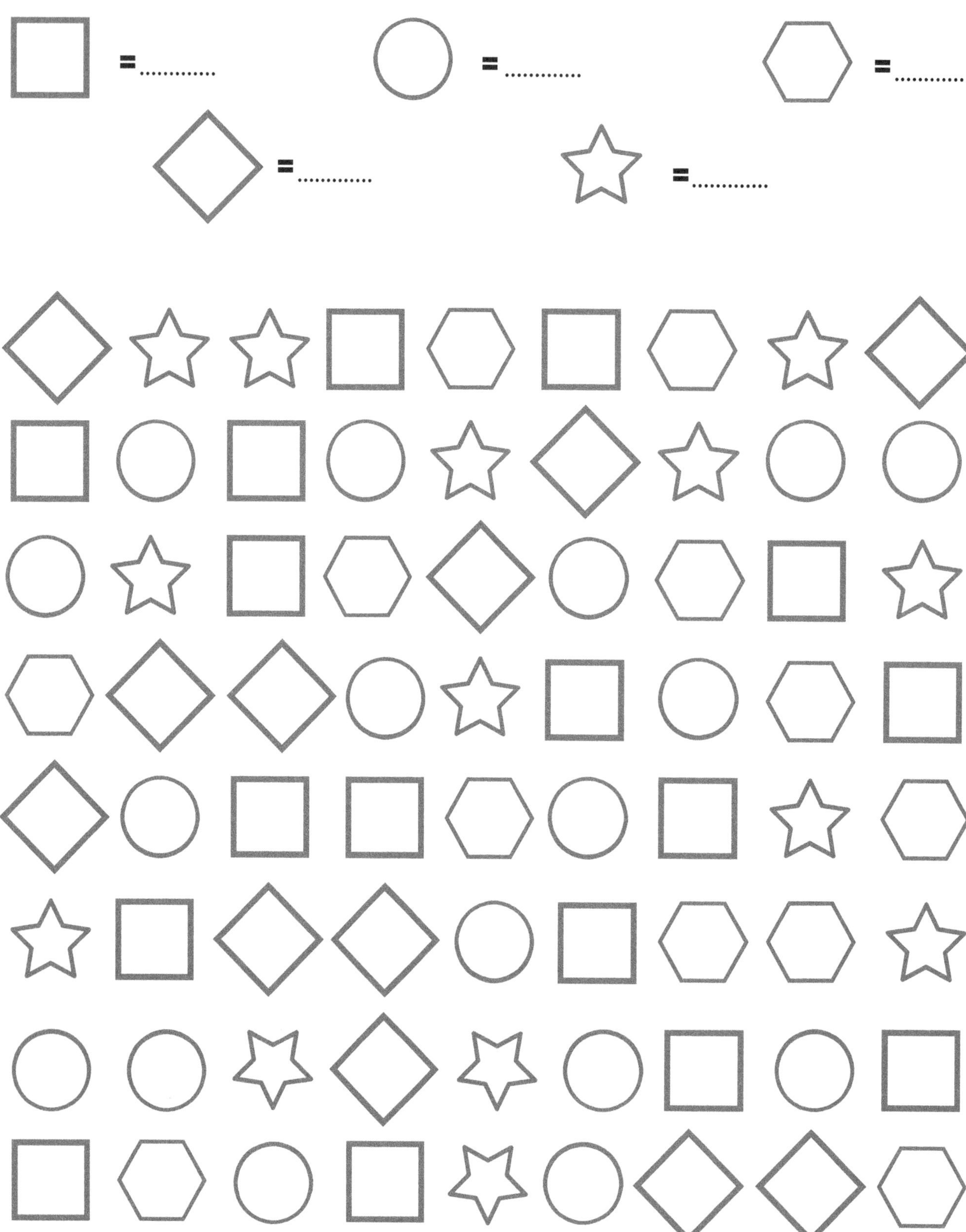

EXERCICE N° 11

Mettre les phrases dans le bon ordre:

1) promener adore son Léa chien

....

2) a buts 2 footballeur le marqué

....

3) le dort canapé le sur chat

....

4) année cette sera pièce 3 jouée fois cette

....

5) entier a il pays transversé monde les du

....

6) pas de manque Evelyne un ne série épisode la

....

7) a une peinture il véritable pour passion la

....

EXERCICE N° 12

Reliez chaque monnaie à son pays

INDE	DIRHAM
ETATS-UNIS	PESO
MEXIQUE	ROUBLE
MAROC	YEN
JAPON	DOLLAR
RUSSIE	ROUPIE

EXERCICE N° 13

Rendre la monnaie

Vous payez les sommes ci-dessous avec un billet de **100€.** Notez le montant de la monnaie rendue sous chaque nombre :

25	49	75	18	65	8	92	34	57	42

83	17	29	77	32	55	12	56	14	44

EXERCICE N° 14

Pyramide addition

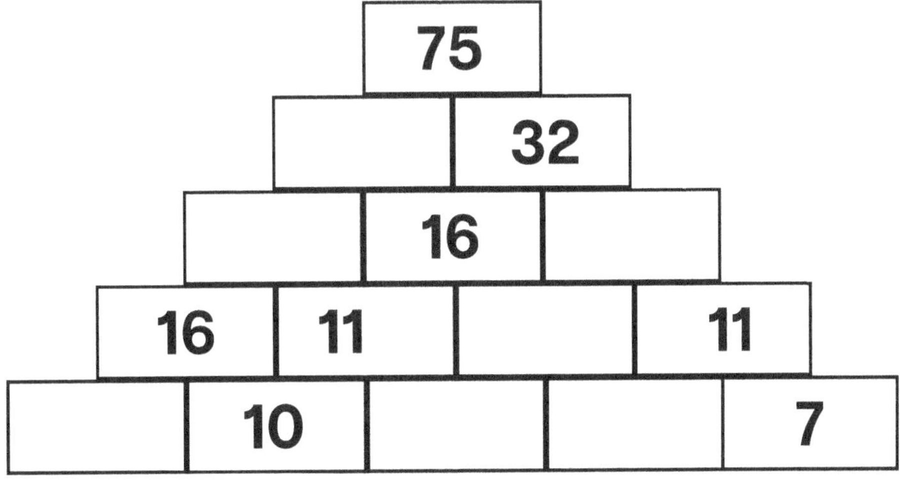

EXERCICE N° 15

Vocabulaire : trouvez 15 mots commençant par Ta

1 Ta..

2 Ta..

3 Ta..

4 Ta..

5 Ta..

6 Ta..

7 Ta..

8 Ta..

9 Ta..

10 Ta..

11 Ta..

12 Ta..

13 Ta..

14 Ta..

15 Ta..

EXERCICE N° 16

Mémoire: observez l'image ci-dessous et mémorisez un maximum d'éléments puis tournez la page

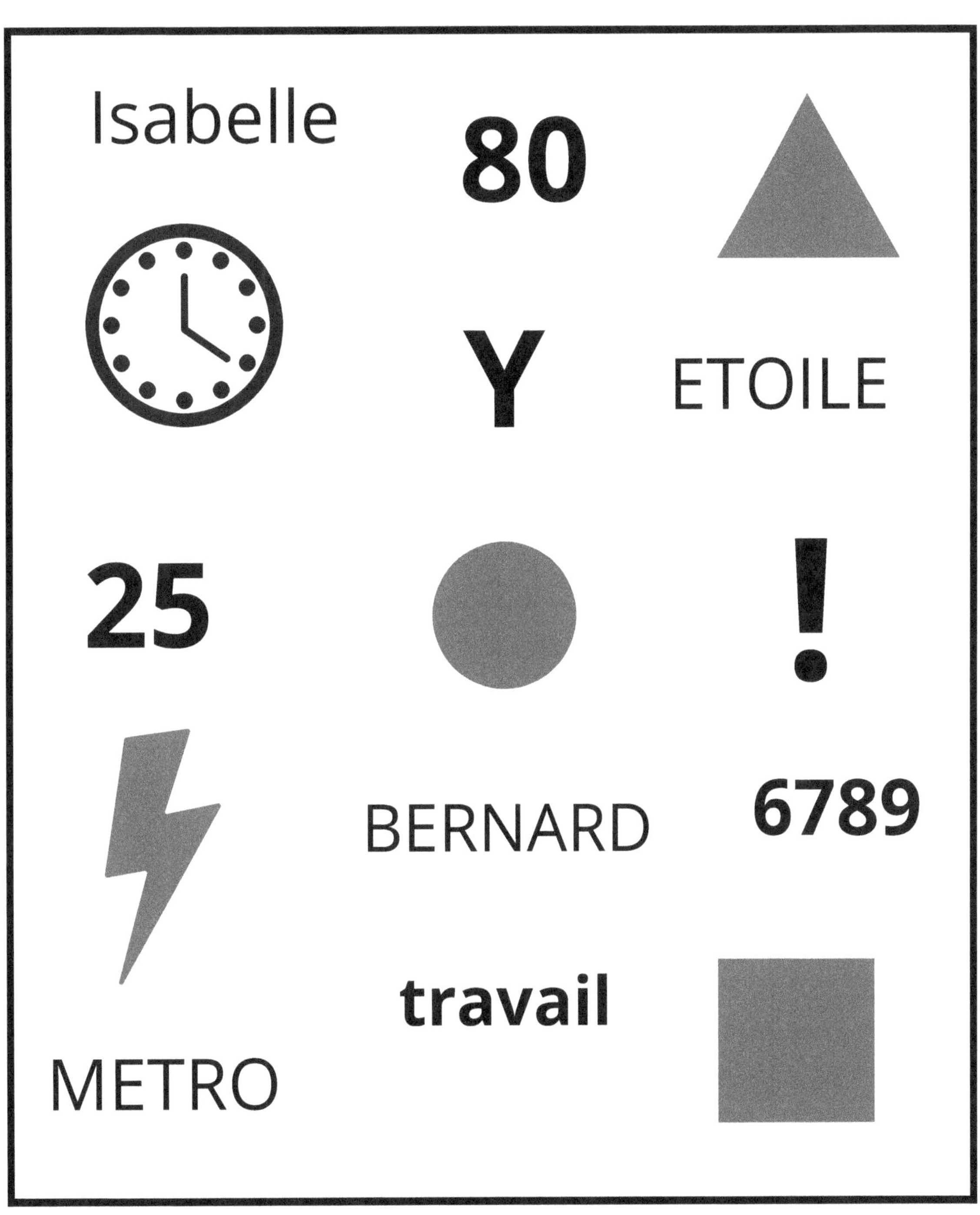

EXERCICE N° 16

Essayez de remplir le plus de cases possibles
avec les mots, dessins , objets et nombres

EXERCICE N° 17

Observation : observez l'image et entourez les dessins demandés

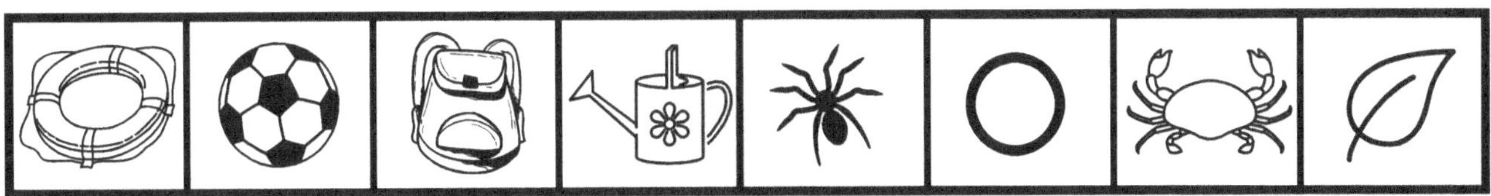

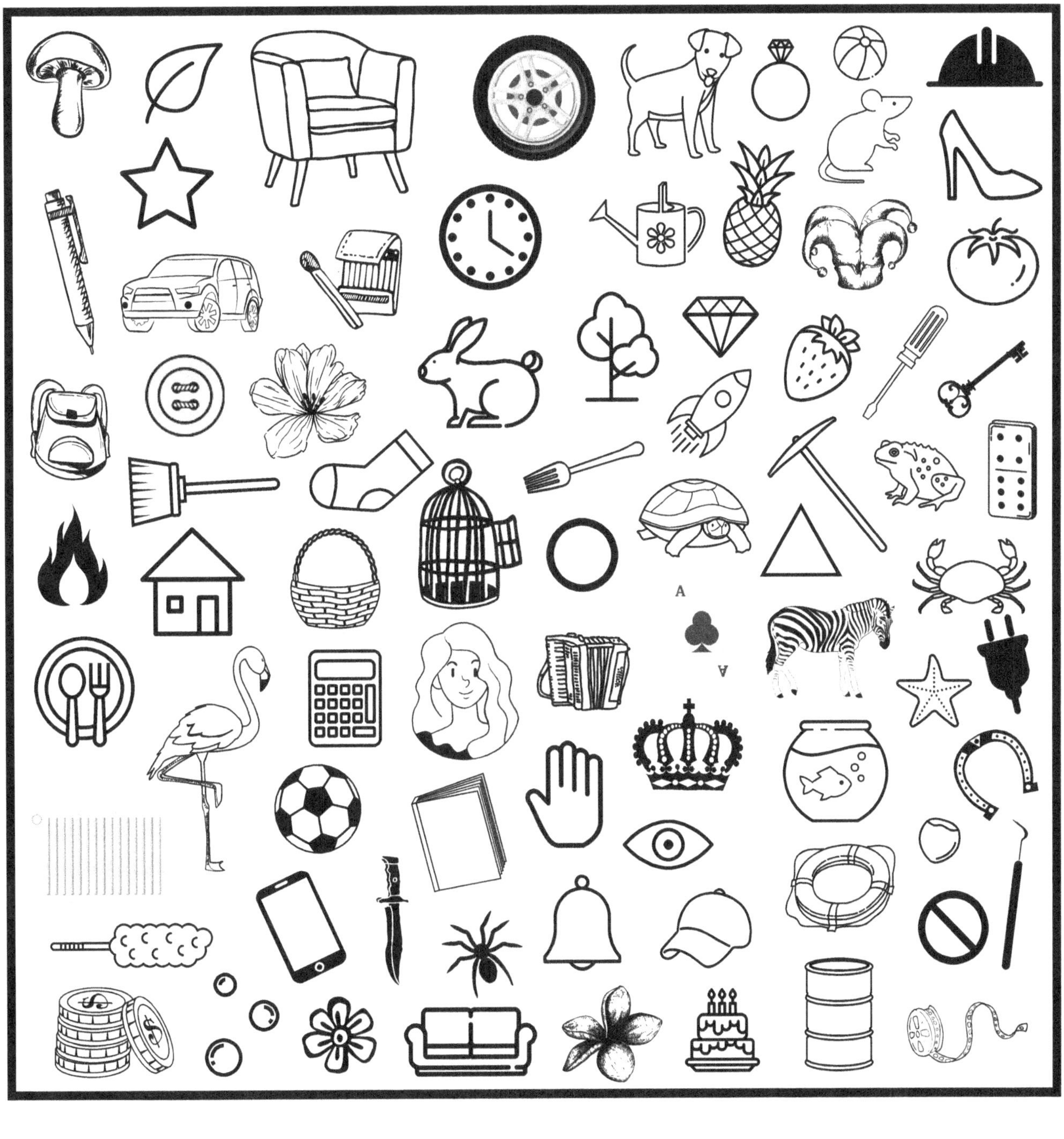

EXERCICE N° 18

Trouvez le code

| 4 | 3 | aucun chiffre correct

| 1 | 8 | 1 chiffre correct mais mal placé

| 6 | 9 | aucun chiffre correct

| 5 | 7 | aucun chiffre correct

| 6 | 2 | 1 chiffre correct mais mal placé

| | | 🔒 ???

EXERCICE N° 19

Mettre les phrases dans le bon ordre:

1) matins le pratique tous les Albert vélo dimanches

....

2) quinze à qu'il degrés fait -5 jours cela gèle

....

EXERCICE N° 20

Labyrinthe: trouvez la sortie

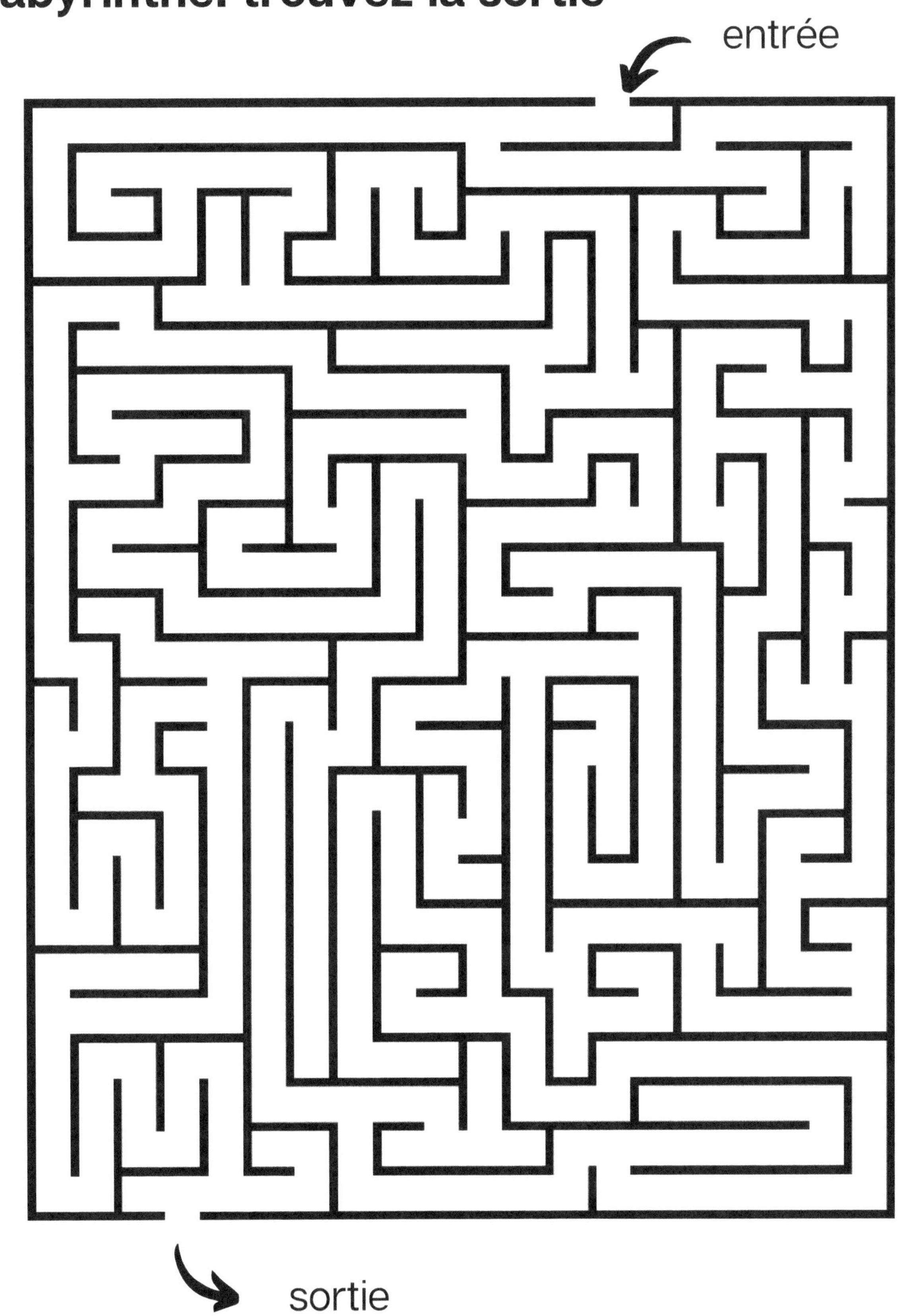

EXERCICE N° 21

Mots mélangés : formez les mots de 6 lettres
avec les voyelles et consonnes disponibles

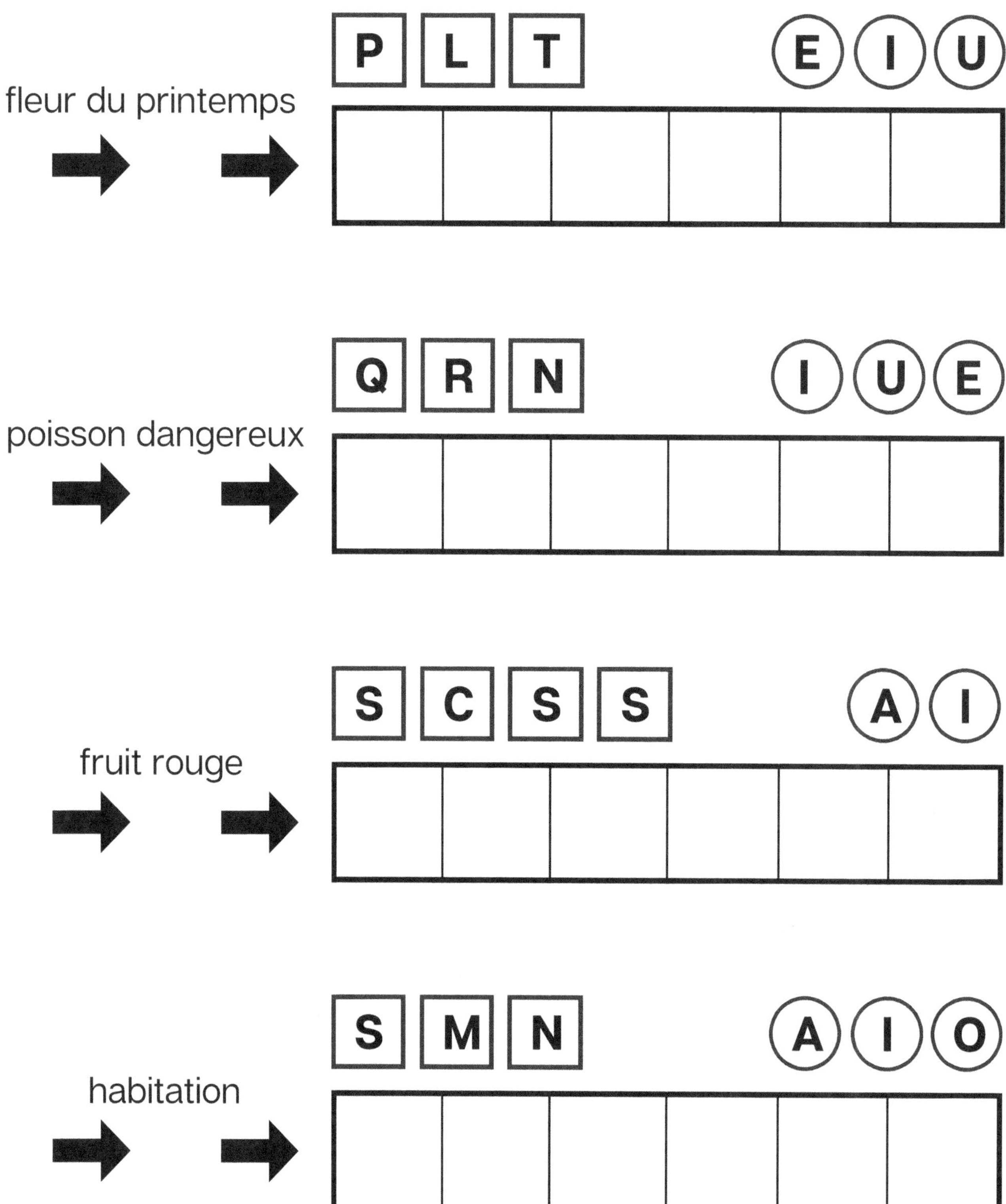

EXERCICE N° 22

Les verbes : trouvez 12 verbes commençant par chacune des lettres suivantes

B	C	M

EXERCICE N° 23

Trouvez les 10 différences

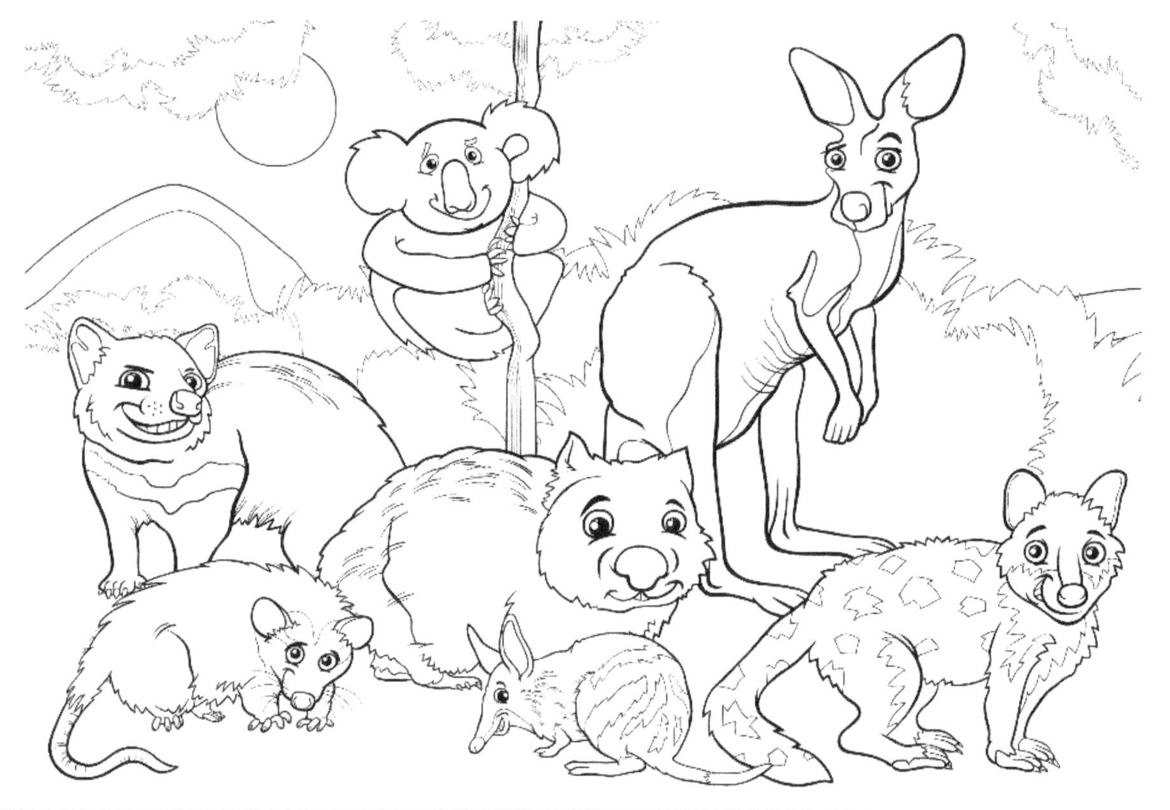

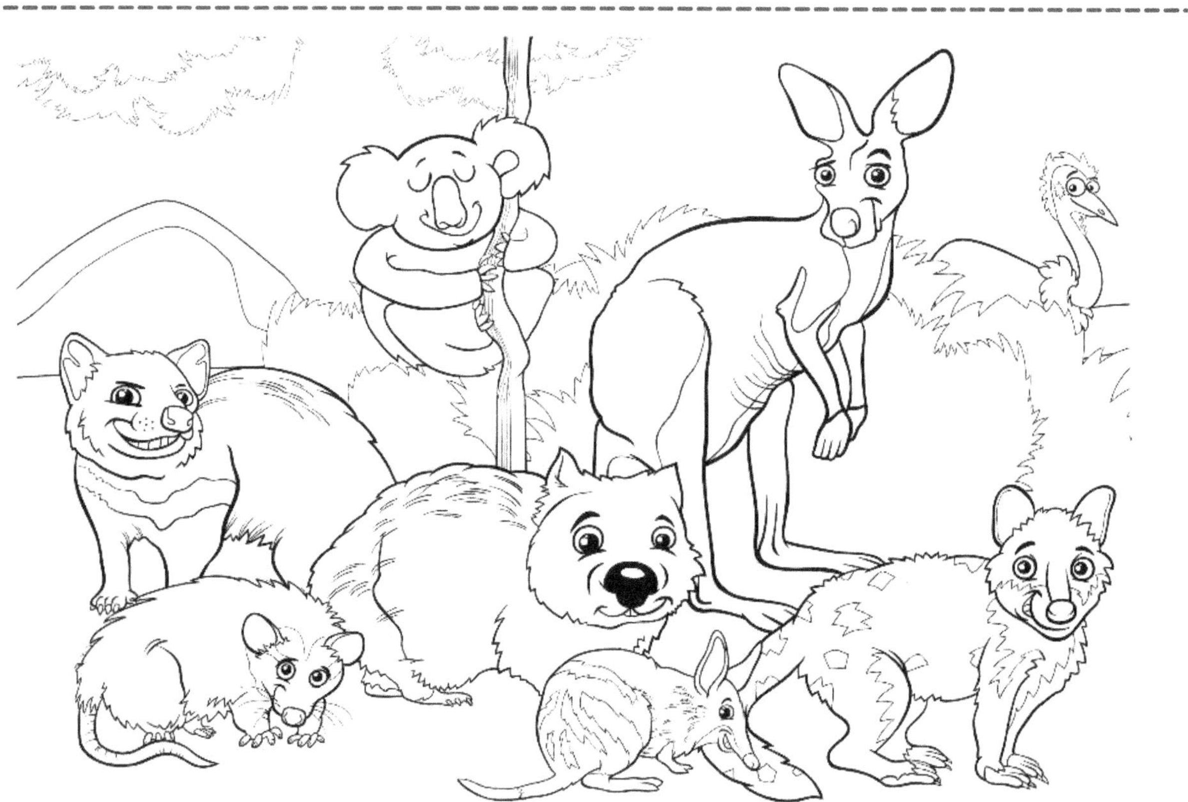

EXERCICE N° 24

Liste de courses : mémorisez la liste de courses ci-dessous puis complétez la page suivante:

LISTE DE COURSES

- **SOPALIN**
- **FROMAGE**
- **SALADE**
- **GEL DOUCHE**
- **BEURRE**
- **DENTIFRICE**
- **BANANES**
- **YAOURTS**
- **EAU PLATE**
- **SAUCISSON**

EXERCICE N° 24

Complétez la liste de courses

<table>
<tr><td colspan="1" style="text-align:center">LISTE DE COURSES</td></tr>
<tr><td>

-
-
-
-
-
-
-
-
-
-

</td></tr>
</table>

EXERCICE N° 25

Pyramides additions

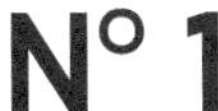

N° 1

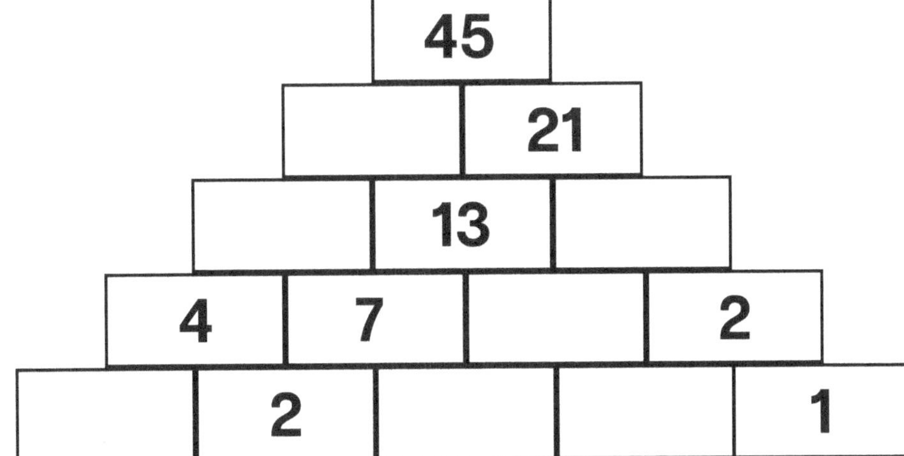

N°2

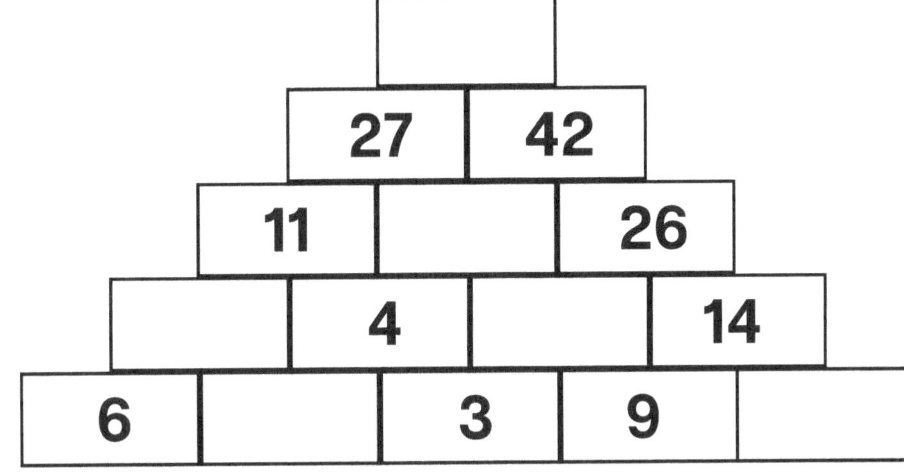

N°3

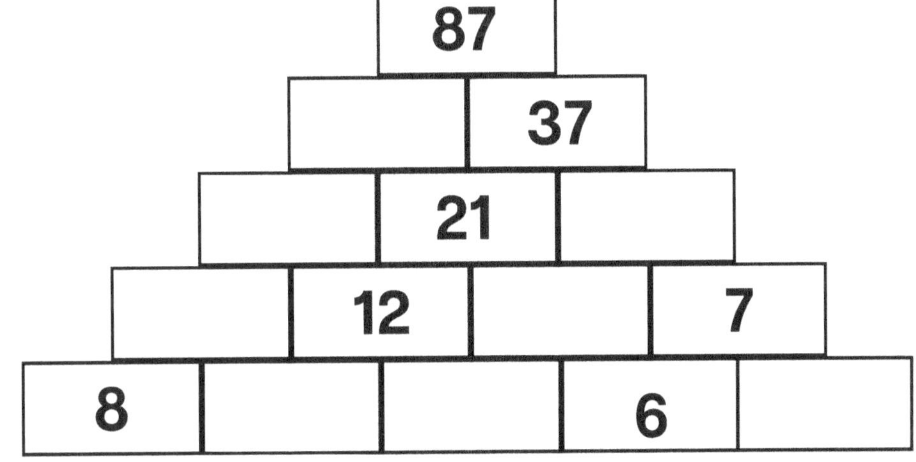

EXERCICE N° 26

Trouvez les cris des animaux

Le corbeau ....

La grenouille ....

L'abeille ....

L'âne ....

La buse ....

L'agneau ....

Le goéland ....

Le chameau ....

Le chevreuil ....

blatère / brait / croasse / aboie / bêle

pleure / piaule / bourdonne / coasse

EXERCICE N° 27

Labyrinthe: trouvez la sortie

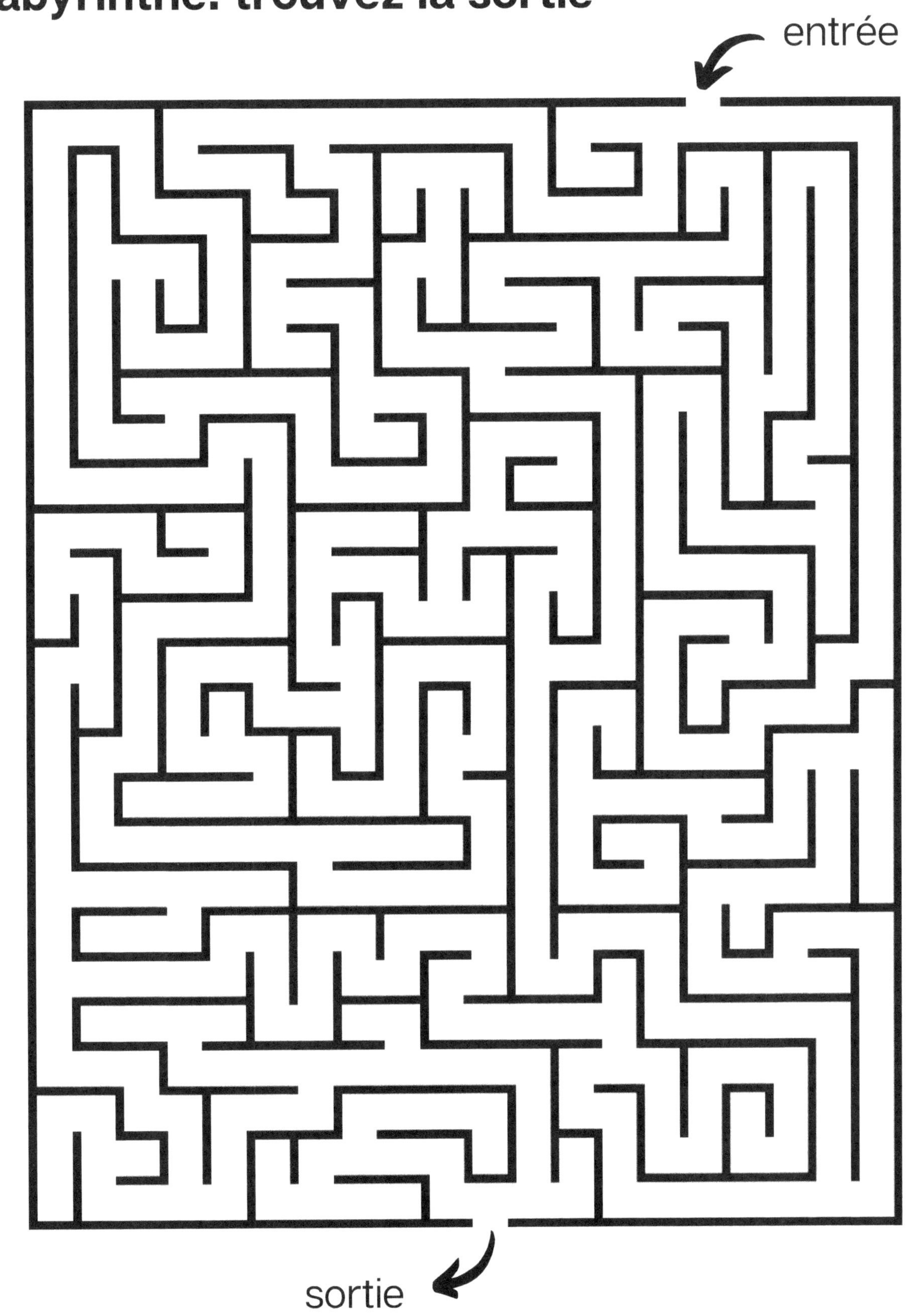

EXERCICE N° 28

Reproduisez le dessin

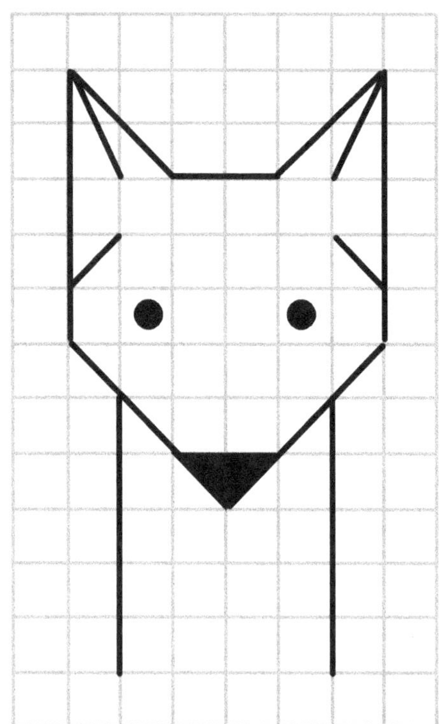 

EXERCICE N° 29

Rayez l'intrus

repasser	faire	ranger	un
oncle	cahier	tante	cousin
oeil	tête	nez	frère
carré	oreille	rond	rectangle
gris	père	rouge	blanc

EXERCICE N° 30

Combien y-a-t-il de triangles ?

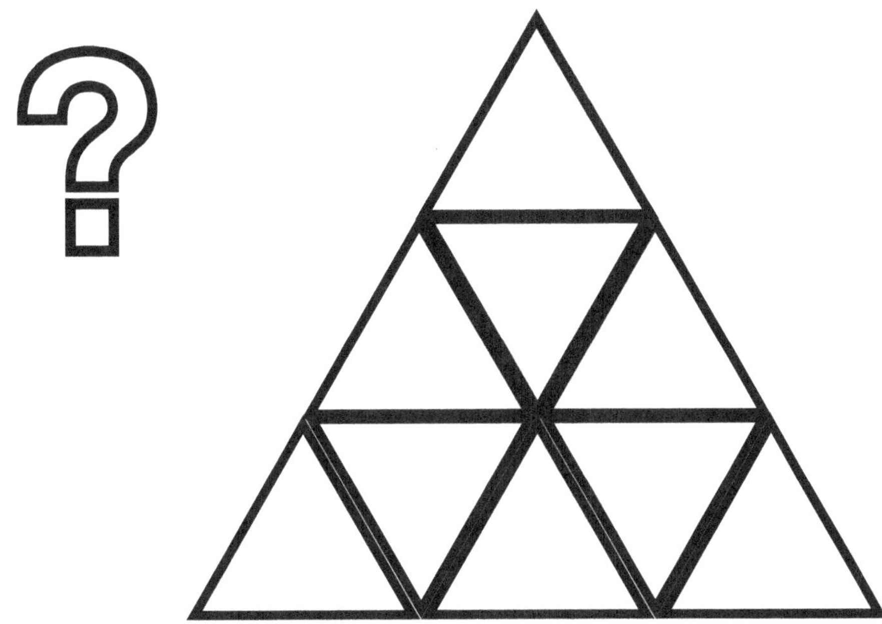
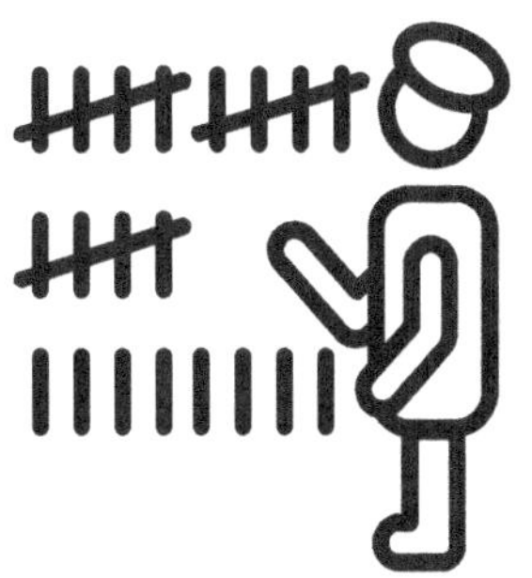

EXERCICE N° 31

Reliez les contraires

allonger ●   ● éteindre

allumer ●   ● diminuer

apparaître ●   ● raccourcir

attacher ●   ● décoller

atterrir ●   ● interdire

augmenter ●   ● disparaître

autoriser ●   ● détacher

EXERCICE N° 32

Les multiplications : réalisez les multiplications suivantes

<table>
<tr><td>

14
x   9
───────

....

</td><td>

21
x   12
───────
....
+   ....
───────
....

</td></tr>
<tr><td>

15
x   18
───────
....
+   ....
───────
....

</td><td>

36
x   35
───────
....
+   ....
───────
....

</td></tr>
<tr><td>

5
x   28
───────
....
+   ....
───────
....

</td><td>

4
x   30
───────
....
+   ....
───────
....

</td></tr>
</table>

EXERCICE N° 33

Mémoire: observez l'image ci-dessous et mémorisez un maximum d'éléments puis tournez la page

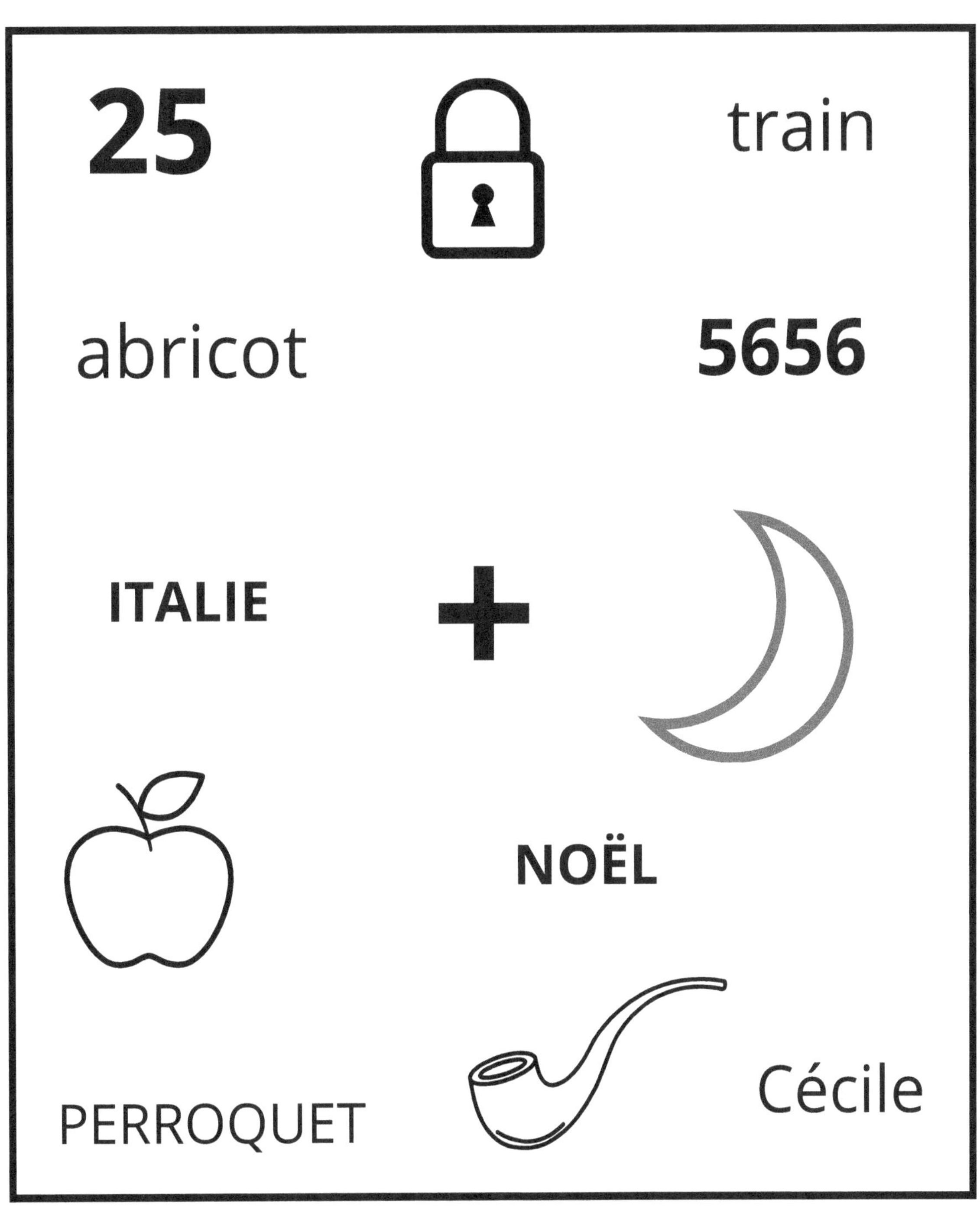

EXERCICE N° 33

Essayez de remplir le plus de cases possibles avec les mots, dessins , objets et nombres

EXERCICE N° 34

Vocabulaire : trouvez 15 mots commençant par Pro

1 Pro

2 Pro

3 Pro

4 Pro

5 Pro

6 Pro

7 Pro

8 Pro

9 Pro

10 Pro

11 Pro

12 Pro

13 Pro

14 Pro

15 Pro

EXERCICE N° 35

Trouvez le code

4	3	0

aucun chiffre correct

6	8	1

aucun chiffre correct

9	7	5

2 chiffres corrects mais mal placés

3	7	2

2 chiffres corrects dont 1 bien placé

2	4	5

2 chiffres corrects mais mal placés

???

EXERCICE N° 36

Les animaux : remettez les lettres dans le bon ordre et retrouvez les noms d'animaux

NAICRA _ _ _ _ _ _

THCA _ _ _ _

OCHOCN _ _ _ _ _ _

EPTHALEN _ _ _ _ _ _ _ _

OULPE _ _ _ _ _

OFUBE _ _ _ _ _

HVELAC _ _ _ _ _ _

ROHENLEDIL _ _ _ _ _ _ _ _ _ _

EURTUAA _ _ _ _ _ _ _

GTREI _ _ _ _ _

EXERCICE N° 37

Trouvez les 10 différences

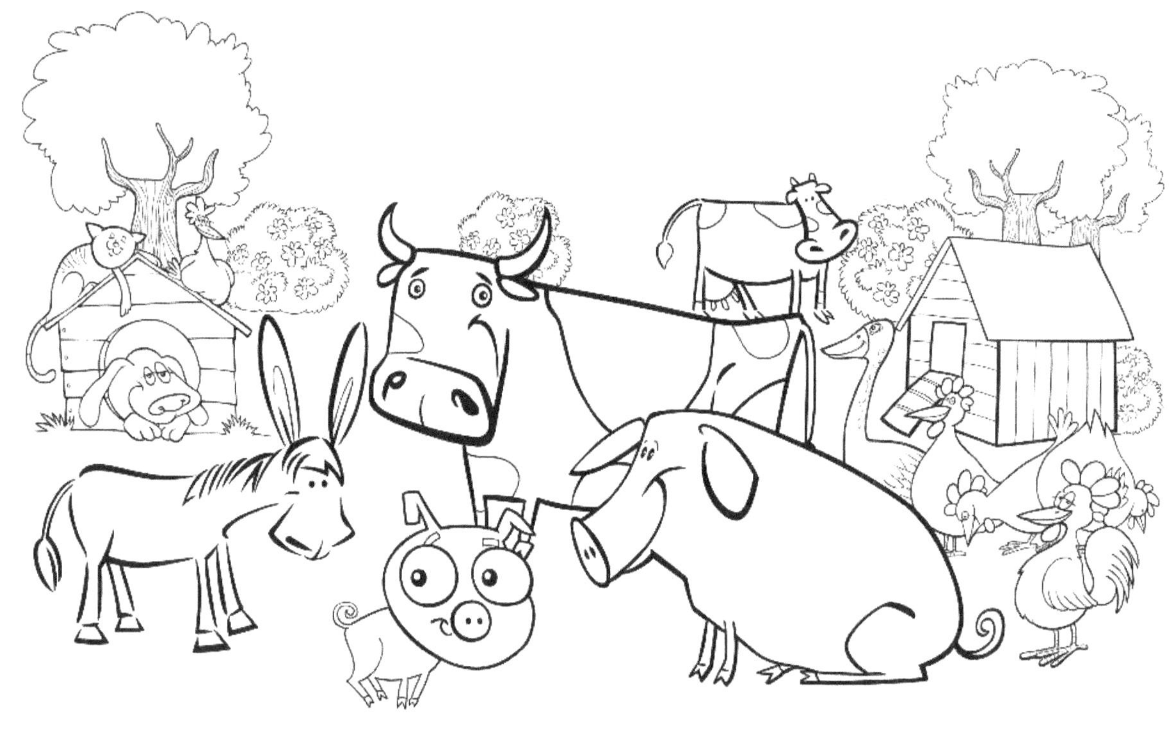

EXERCICE N° 38

L'arbre généalogique - Logique

A partir des affirmations suivantes, complétez l'arbre généalogique ci-dessous:

- Sandrine est la petite-fille d'Alain.

- Alain a eu 3 enfants : Jean, Isabelle et Luc.

- Sandrine a 2 cousines, Céline et Julie et un cousin David.

- Isabelle a eu 2 filles et Jean un garçon.

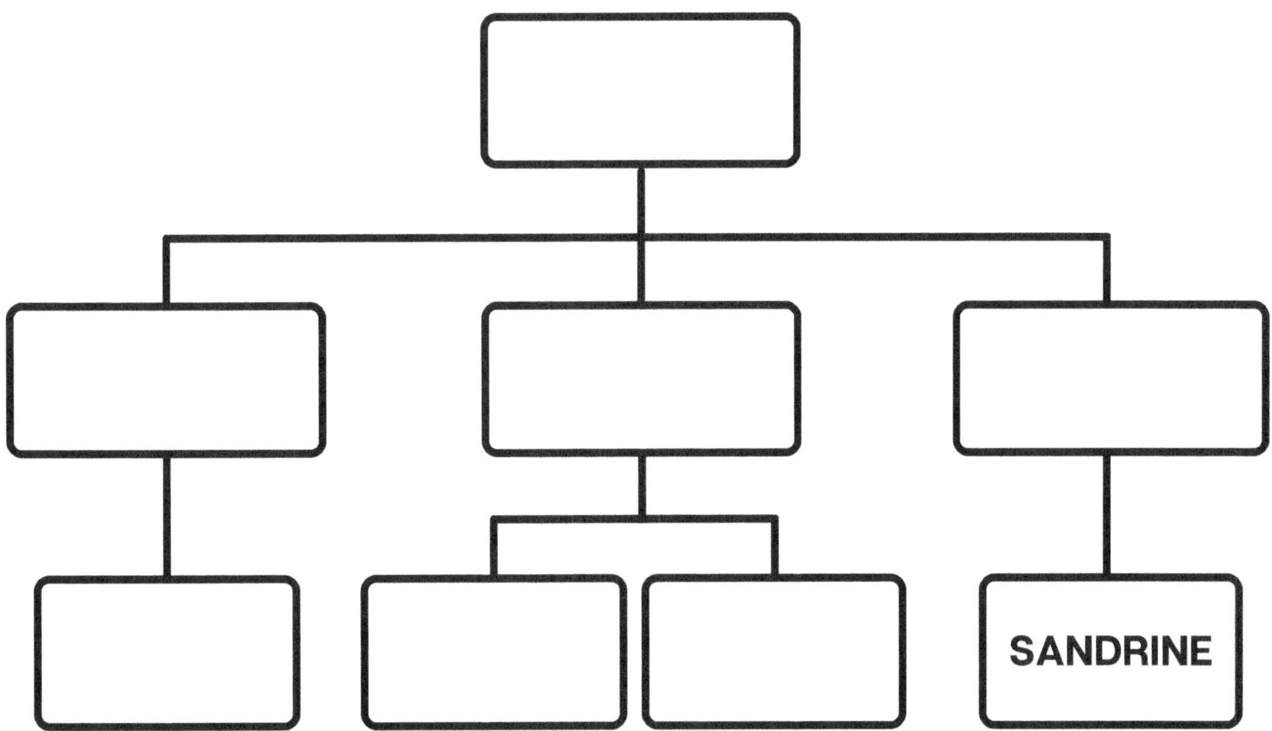

EXERCICE N° 39

Labyrinthe: trouvez la sortie

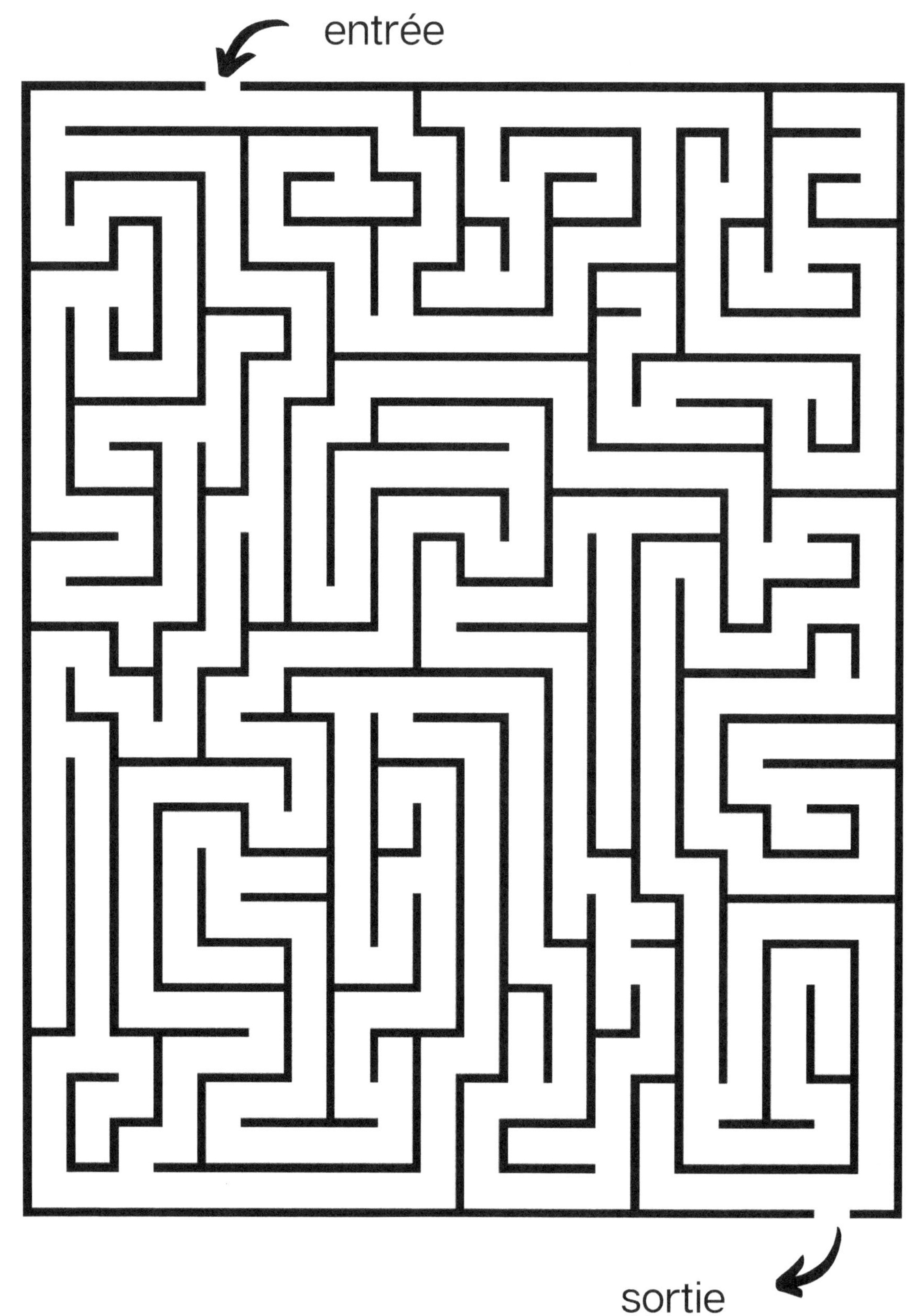

EXERCICE N° 40

Mots mélangés : formez les mots de 6 lettres avec les voyelles et consonnes disponibles.

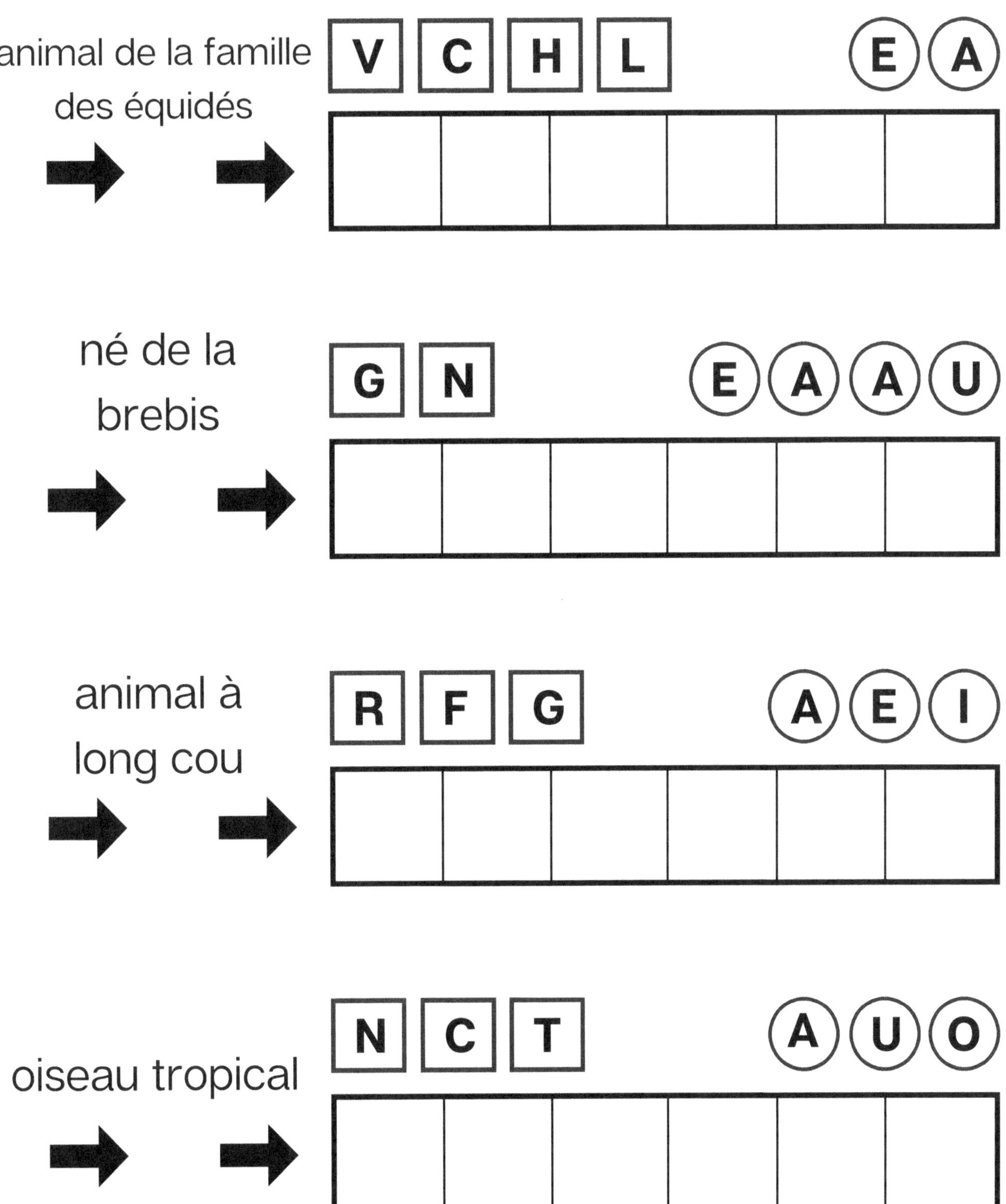

EXERCICE N° 41

Pyramides additions

N° 1

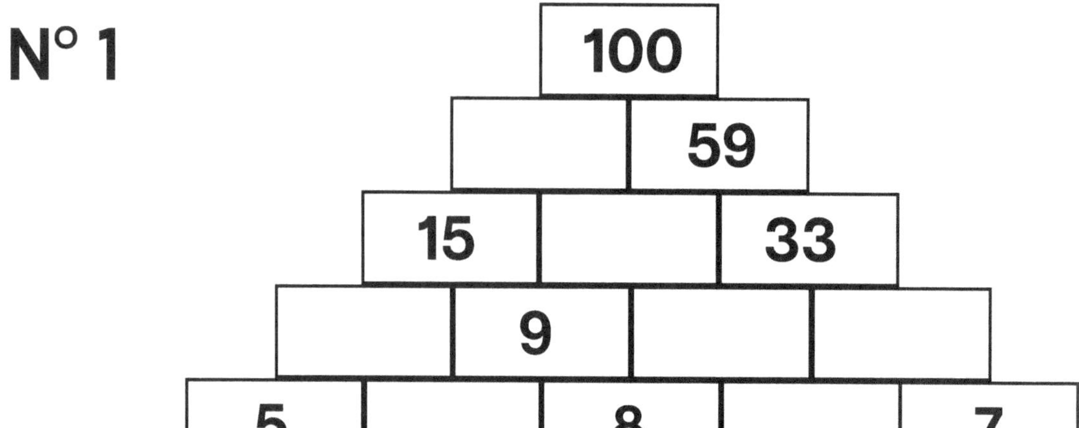

N°2

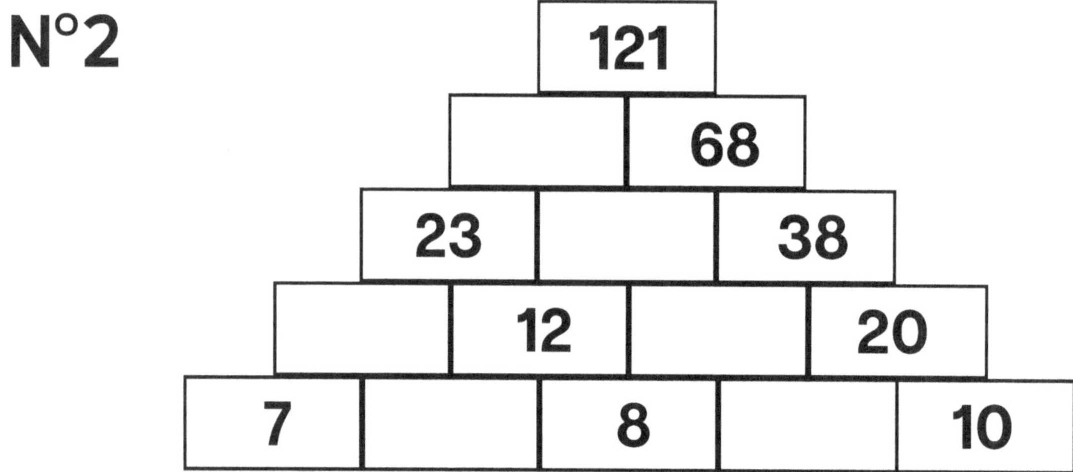

N°3

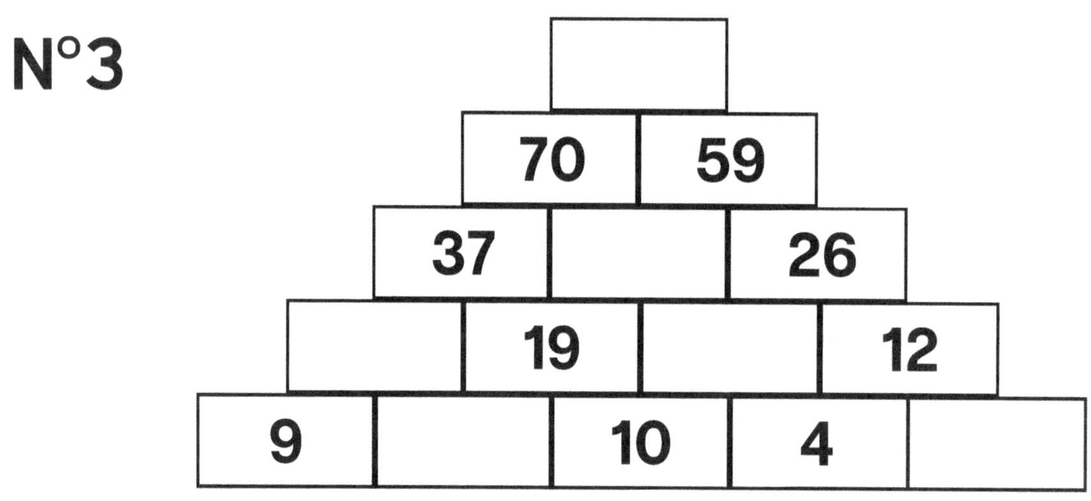

EXERCICE N° 42

Mémoire: observez l'image ci-dessous et mémorisez un maximum d'éléments puis tournez la page

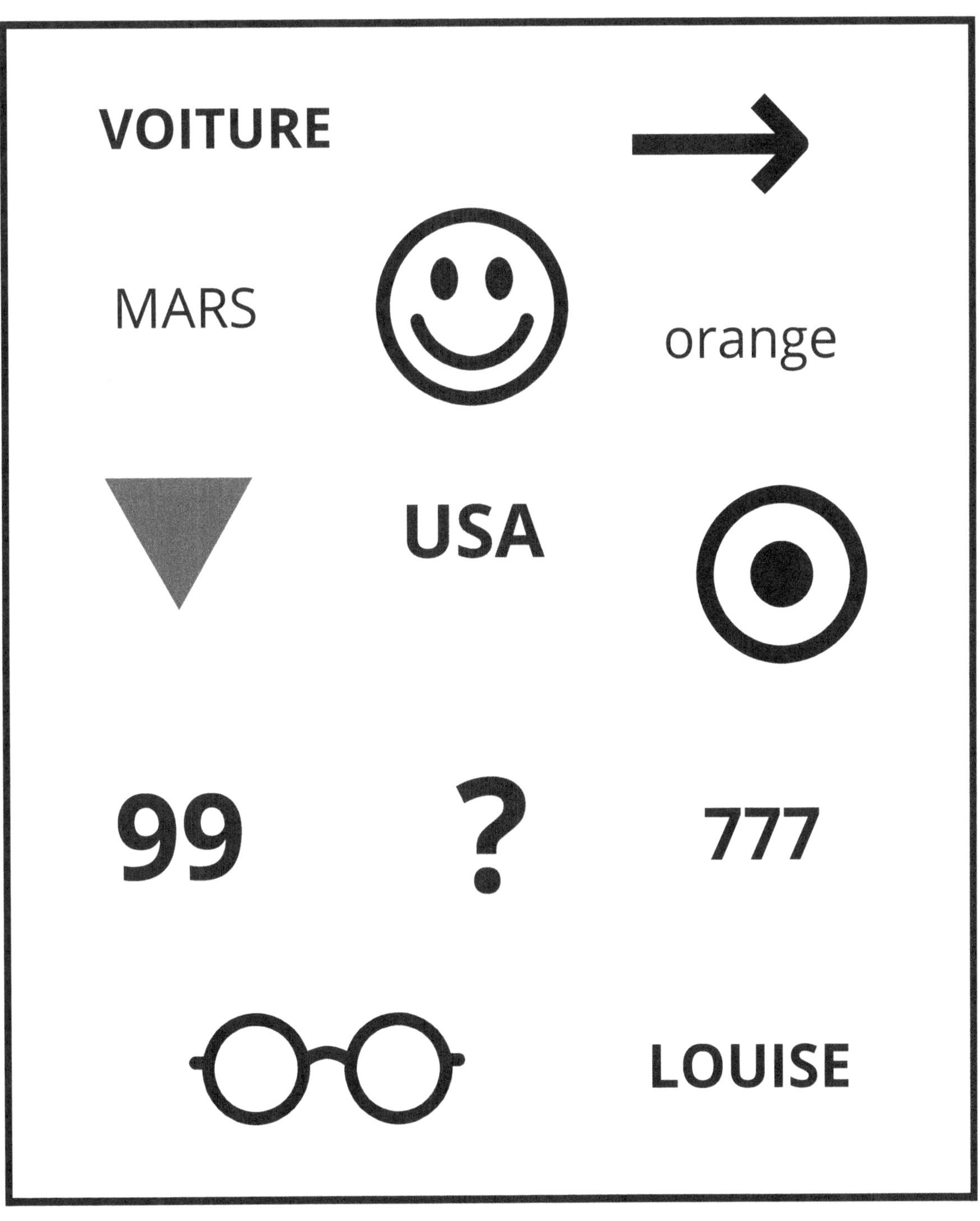

EXERCICE N° 42

Essayez de remplir le plus de cases possibles avec les mots, dessins , objets et nombres

EXERCICE N° 43

Mots mêlés: trouvez les mots mêlés dans la grille

DANS LES ALIMENTS

S	E	N	I	E	T	O	R	P	A
S	F	I	B	R	E	S	H	S	T
V	I	T	A	M	I	N	E	S	W
J	G	C	W	C	V	D	M	E	M
B	F	B	P	W	I	N	J	D	Z
J	O	X	B	P	U	B	J	I	B
V	J	A	I	S	C	O	J	C	Z
C	A	L	O	R	I	E	S	U	V
N	D	V	M	P	C	U	R	L	C
P	O	F	F	C	T	V	D	G	F

CALORIES   VITAMINES   PROTINES

LIPIDES   GLUCIDES   FIBRES

EXERCICE N° 44

Trouvez le code

| 6 | 8 | 2 | 1 chiffre correct et bien placé |

| 6 | 1 | 4 | 1 chiffre correct mais mal placé |

| 2 | 0 | 6 | 2 chiffres corrects mais mal placés |

| 7 | 3 | 8 | aucun chiffre correct |

| 1 | 8 | 0 | 1 chiffre correct mais mal placé |

| | | | ??? |

EXERCICE N° 45

Reliez les contraires

avancer ●   ● déboucher

bloquer ●   ● détruire

boucher ●   ● reculer

commencer ●   ● couvrir

construire ●   ● maigrir

dégager ●   ● finir

grossir ●   ● débloquer

EXERCICE N° 46

Les multiplications : réalisez les multiplications suivantes

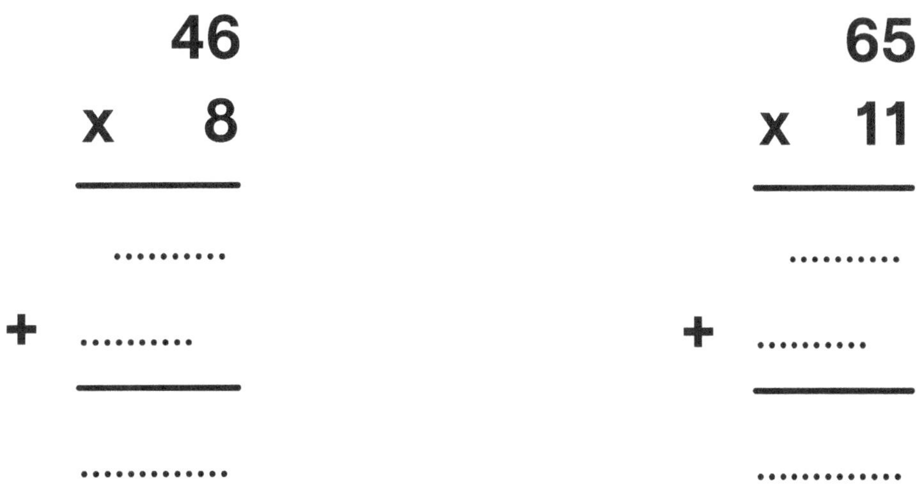

EXERCICE N° 47

Trouvez les 10 différences

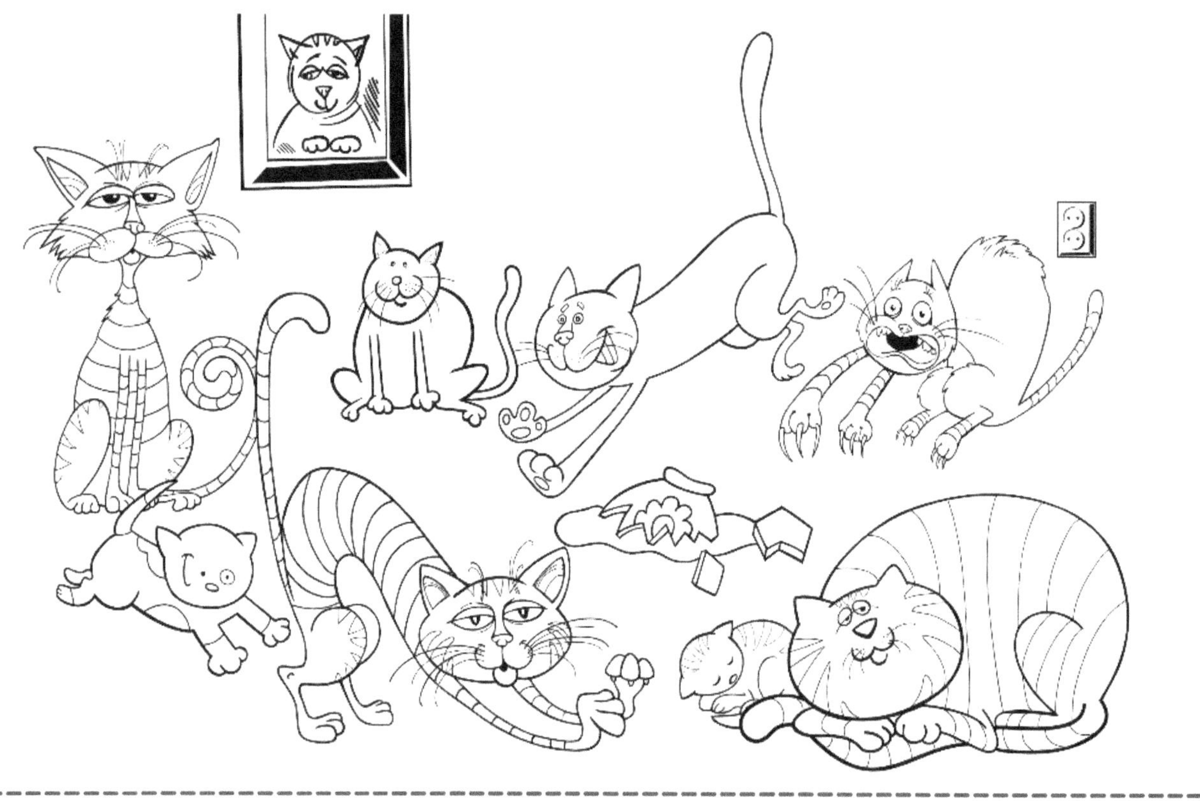

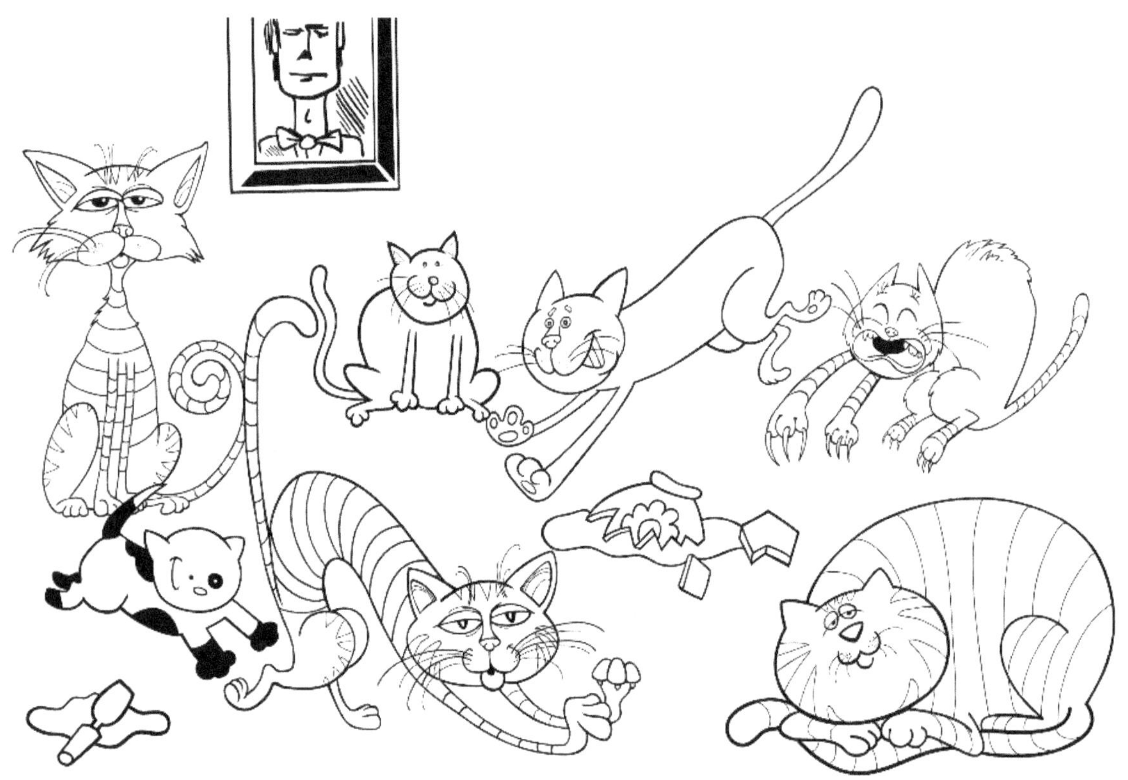

EXERCICE N° 48

La mémoire visuelle: observez et mémorisez les animaux et l'ordre dans lequel ils sont disposés.

Puis complétez la page suivante :

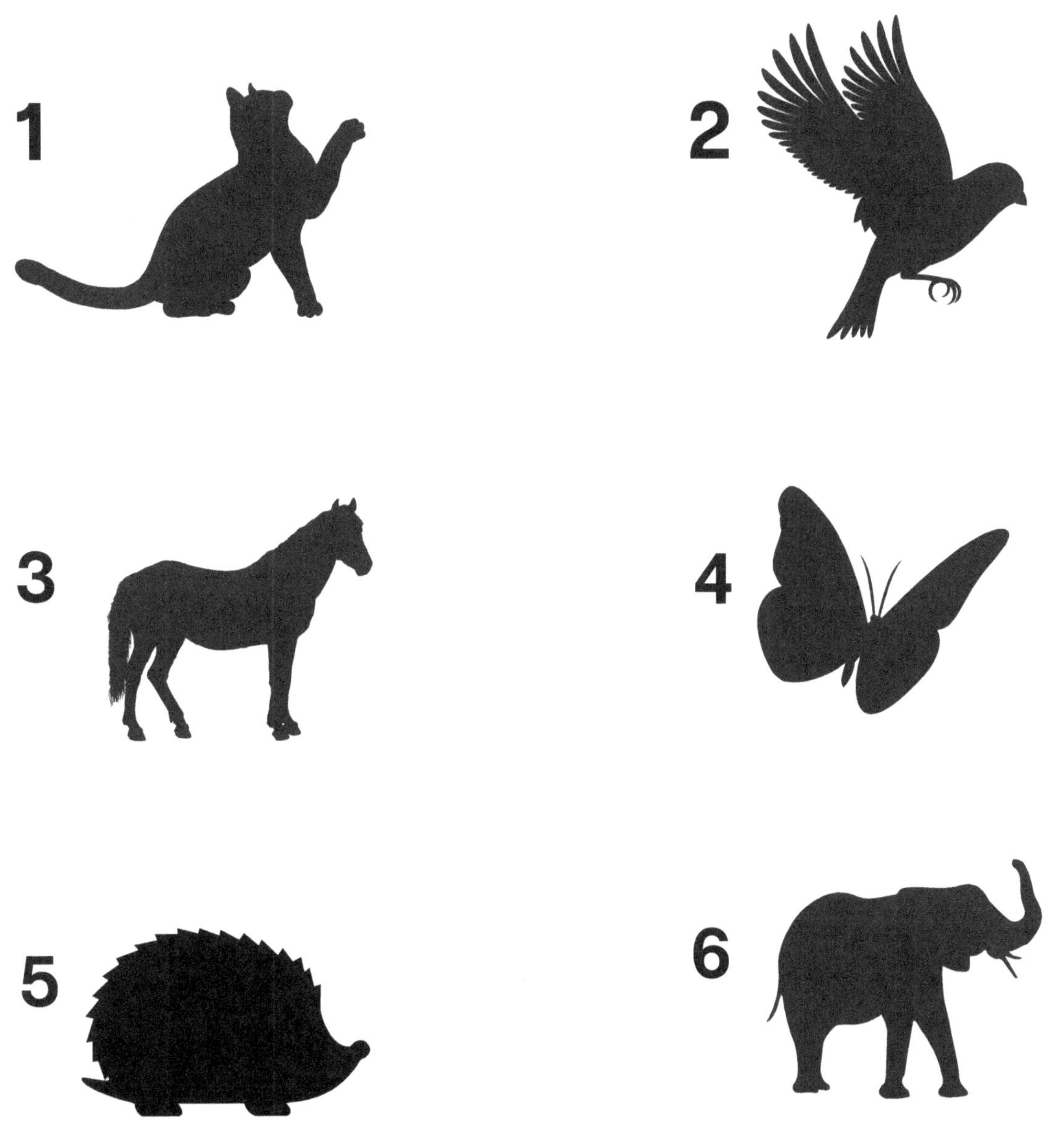

Ecrivez le nom des animaux dans le même ordre dans lequel ils sont disposés.

1 ....

2 ....

3 ....

4 ....

5 ....

6 ....

EXERCICE N° 49

Rayez l'intrus

glace	glas	glaçon	glaciaire
pot	potier	potiron	poterie
patin	patineur	patient	patinoire
pâtisserie	pâté	pâtissier	pâtisser
bois	boiserie	boiterie	déboiser

EXERCICE N° 50

Sudoku 9x9

Les grilles de Sudoku contiennent neuf lignes et neuf colonnes, donc 81 cases au total.
Le but du jeu est de remplir ces cases avec des chiffres allant de 1 à 9 en veillant toujours à ce qu'un même chiffre ne figure qu'une seule fois par colonne, par lignes et par carré.
Exemple :

5	7	3
1	6	2
9	8	4

SUDOKU 1 - facile

2	5	3	8	6	7	1	9	4
4	6					8	5	2
9	1		5	4	2	6	3	
6	2	5	1	9		7	4	3
3	9	4		7	5		8	1
8	7	1	4	2		9		
5	3	2	9	8	1		7	6
	8	6		3	4		2	9
	4	9	2	5			1	

SUDOKU 2 - moyen

		9			5	3		2
2	8	4			7	5		1
5	1		2	9	4	8		
8						1		3
		1	7	2	3			9
9	3	2		6	8	4		5
			9	7	6		3	8
3	9	6	5	8	2	7	1	
7	2		3	4	1	9	5	

EXERCICE N° 51

Les fleurs : remettez les lettres dans le bon ordre et retrouvez les noms de fleurs connues.

SIRI _ _ _ _

SLY _ _ _

ESOR _ _ _ _

IOENIPV _ _ _ _ _ _ _

LTELOIE _ _ _ _ _ _ _

NESEPE _ _ _ _ _ _

IAULELG _ _ _ _ _ _ _

TEOLETIV _ _ _ _ _ _ _ _

ENMONEA _ _ _ _ _ _ _

HTECNIJA _ _ _ _ _ _ _ _

EXERCICE N° 52

Labyrinthe: trouvez la sortie

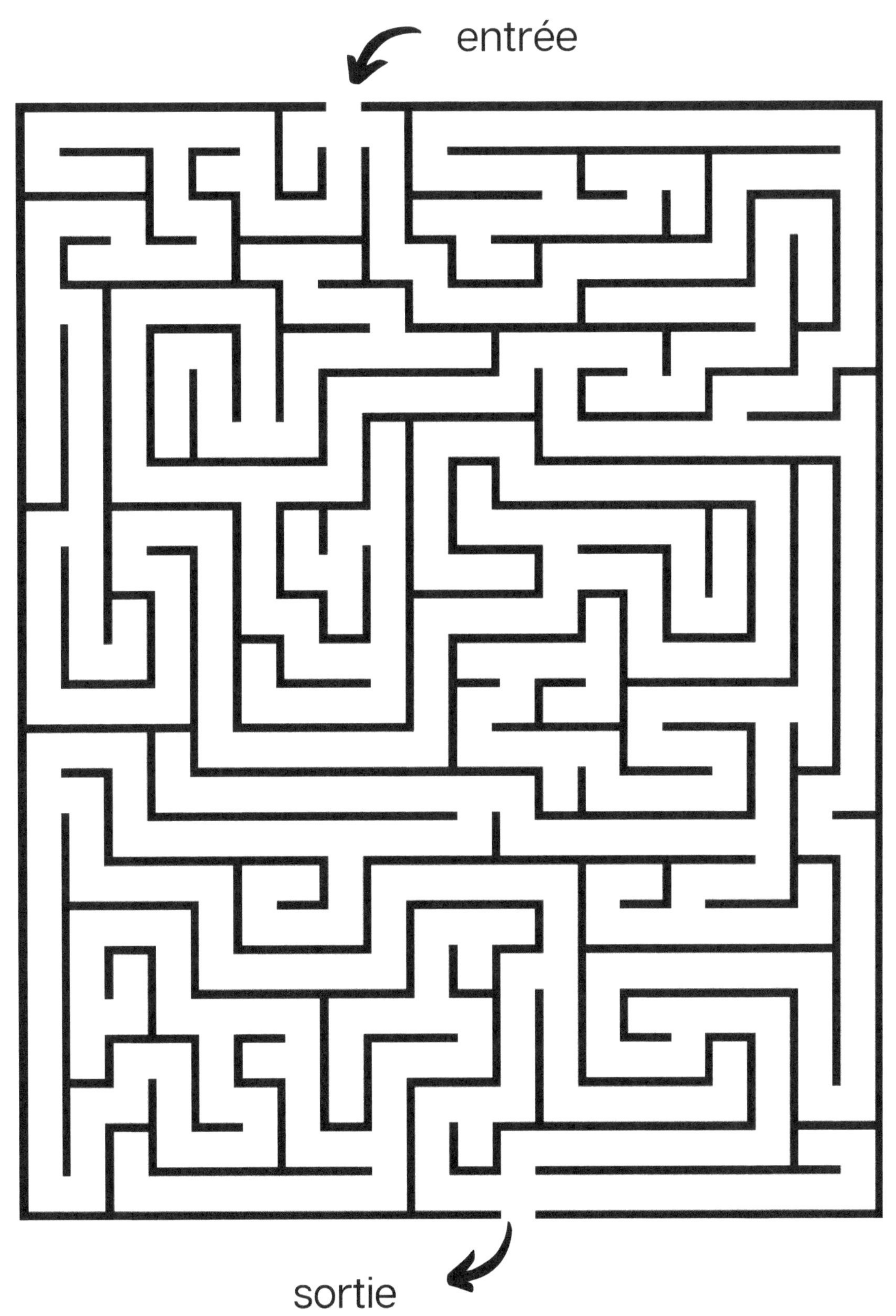

EXERCICE N° 53

Comptez le nombre de chaque élément

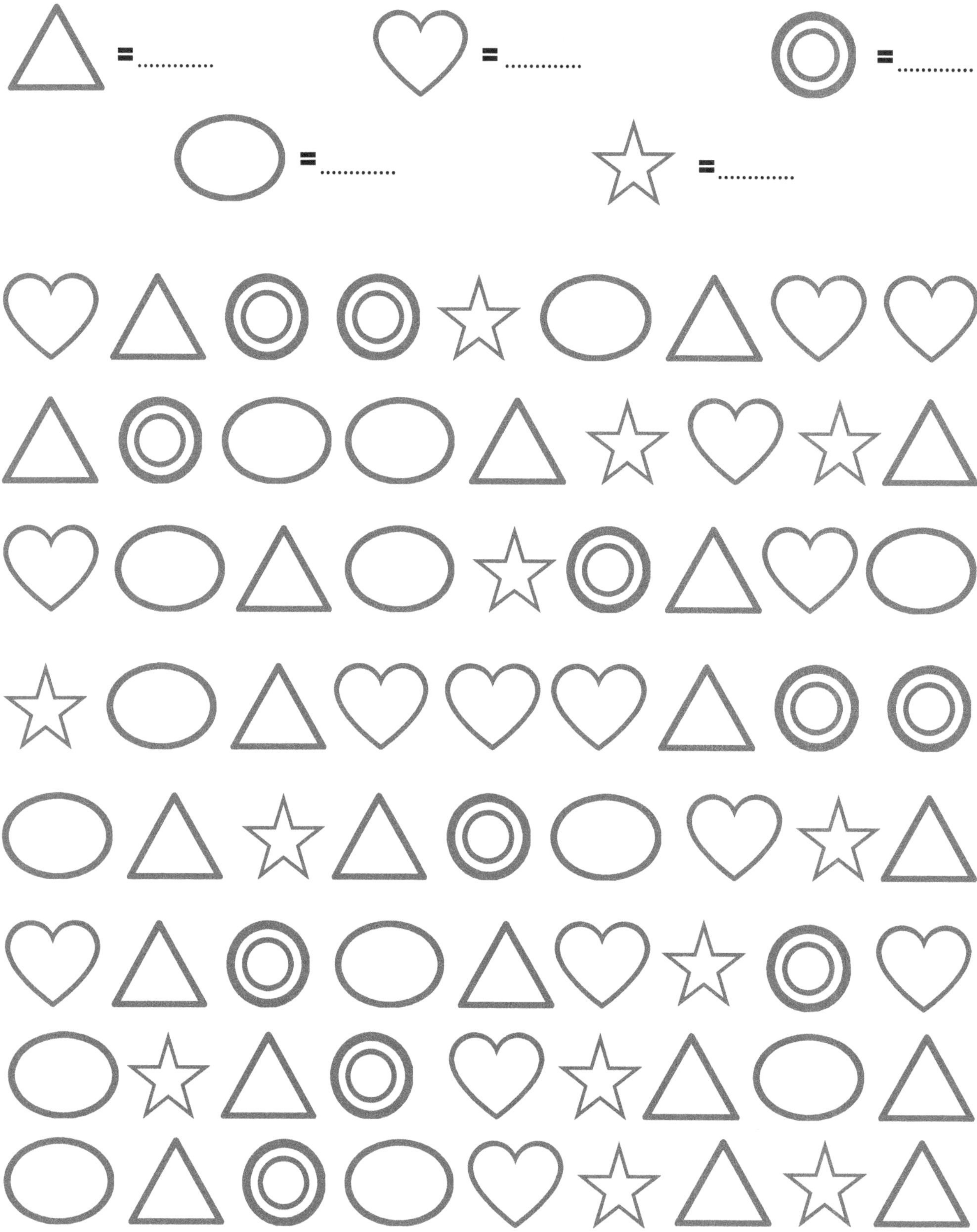

EXERCICE N° 54

Trouvez le code

| 2 | 9 | 1 | 1 chiffre correct et bien placé

| 2 | 4 | 5 | 1 chiffre correct mais mal placé

| 4 | 6 | 3 | 2 chiffres corrects mais mal placés

| 5 | 7 | 8 | aucun n'est correct

| 5 | 6 | 9 | 1 chiffre est correct mais mal placé

| | | | ???

EXERCICE N° 55

Décodez la phrase: Aidez-vous des symboles pour déchiffrer la phrase.

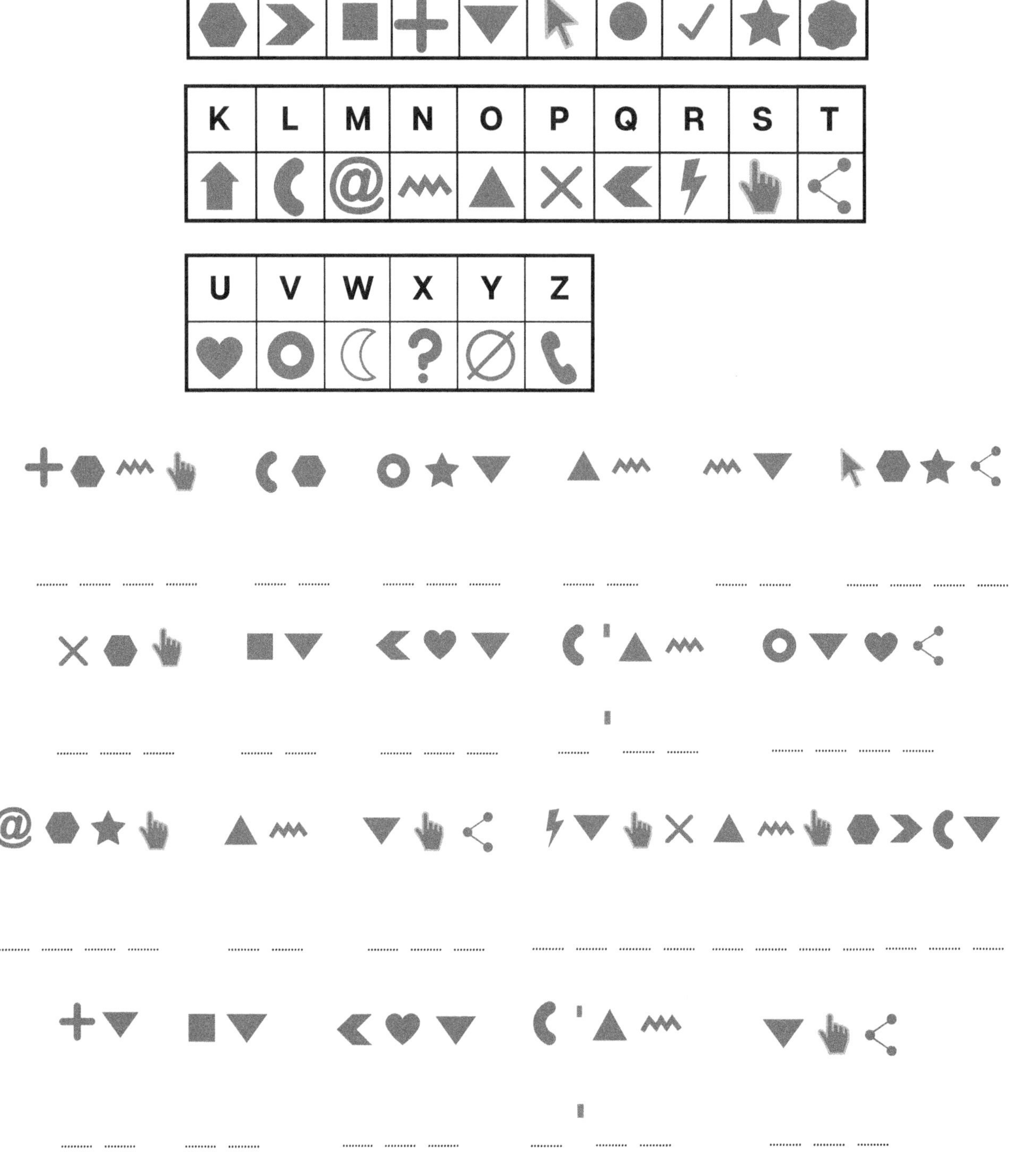

EXERCICE N° 56

Trouvez les 10 différences

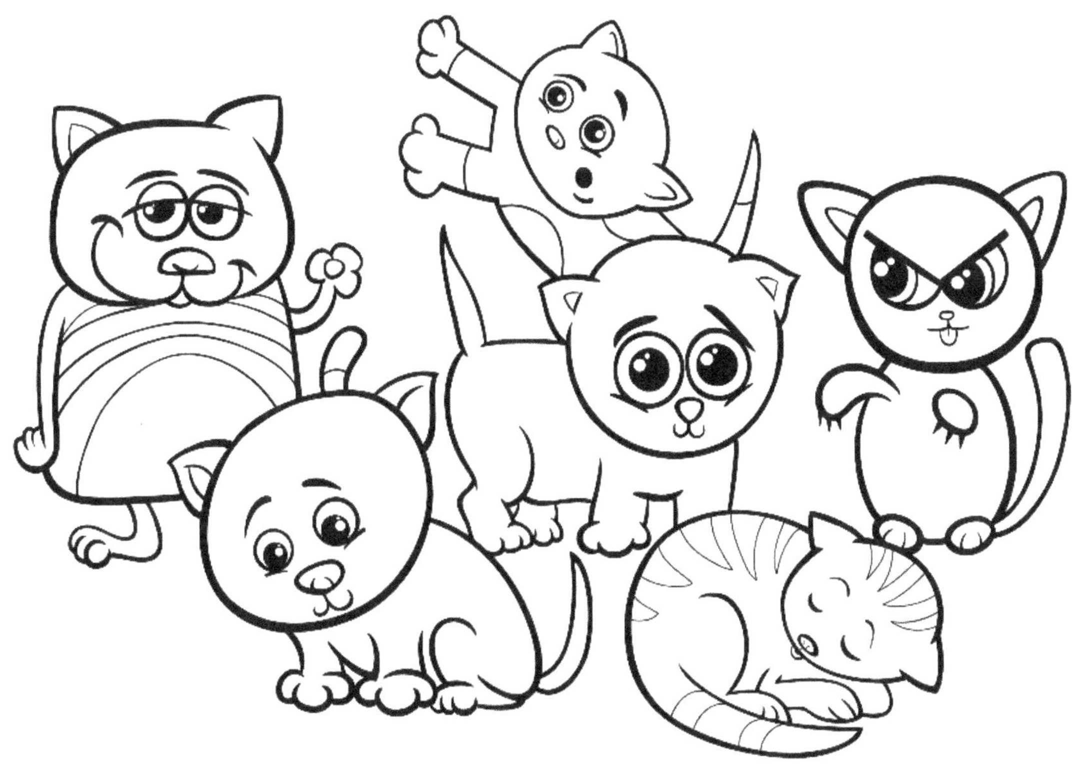

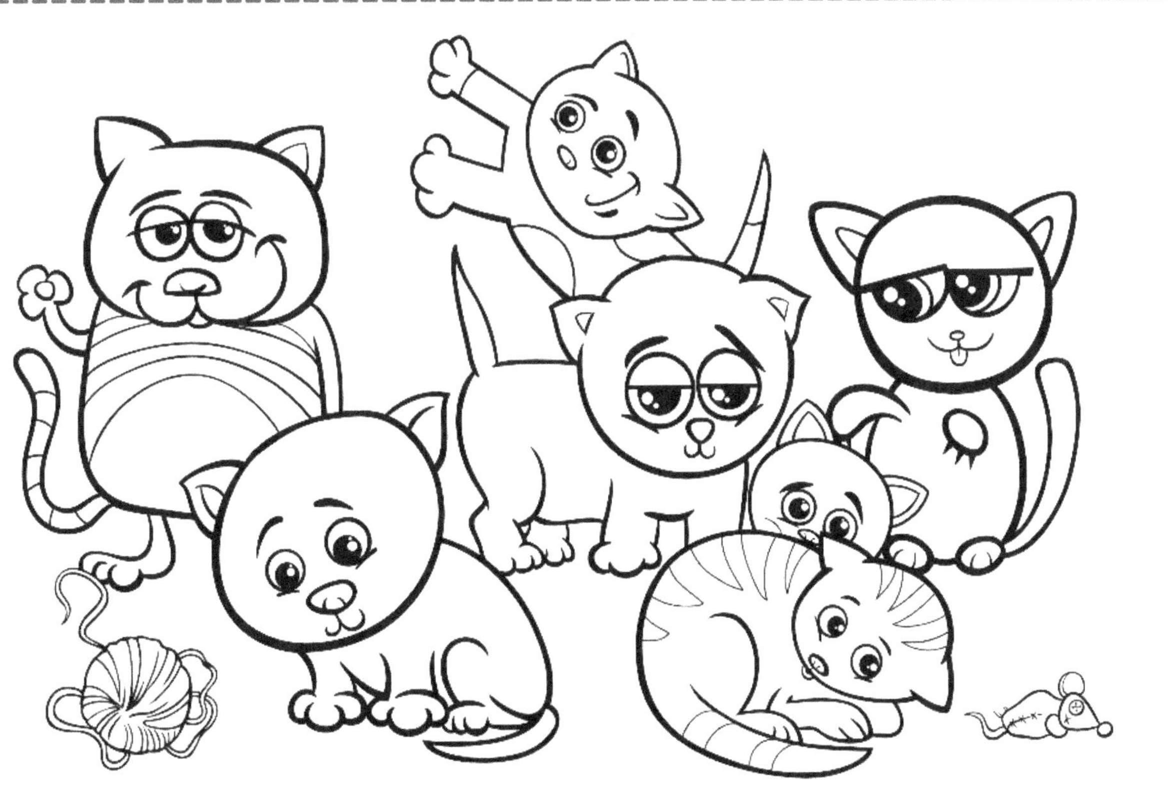

EXERCICE N° 57

Mots mêlés: trouvez les mots mêlés dans la grille.

LANGAGE DE FLEURS

I	R	N	E	L	L	O	P	I	F
W	A	L	F	G	X	E	S	Z	L
L	T	J	V	E	T	R	A	Y	O
D	C	C	F	A	U	K	A	A	R
W	E	Q	L	E	G	L	V	M	A
G	N	E	L	U	F	P	Z	K	I
C	S	F	G	N	C	K	G	W	S
R	H	J	H	I	A	J	B	W	O
A	D	C	F	S	T	R	N	W	N
K	G	Q	J	P	T	C	B	U	A

NECTAR　　　　PETALES　　　　TIGE

POLLEN　　　　FLORAISON　　　　FLEURS

EXERCICE N° 58

Pyramides additions

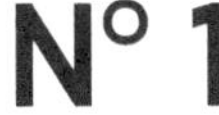

N° 1

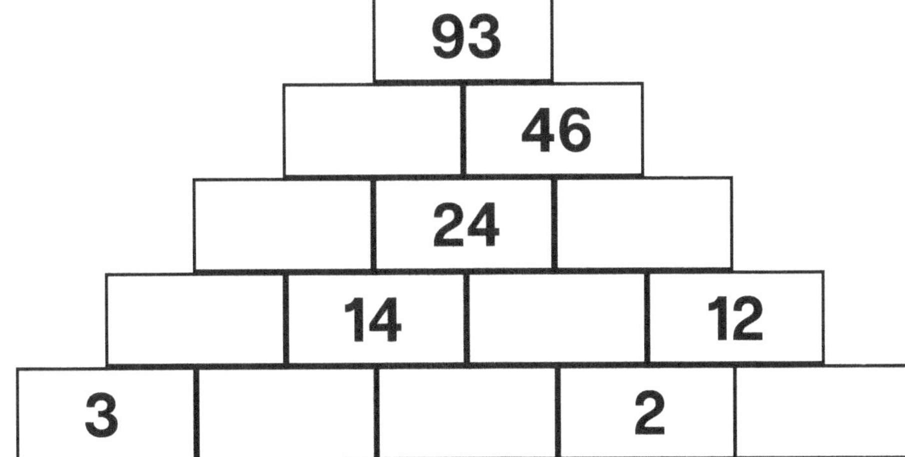

N°2

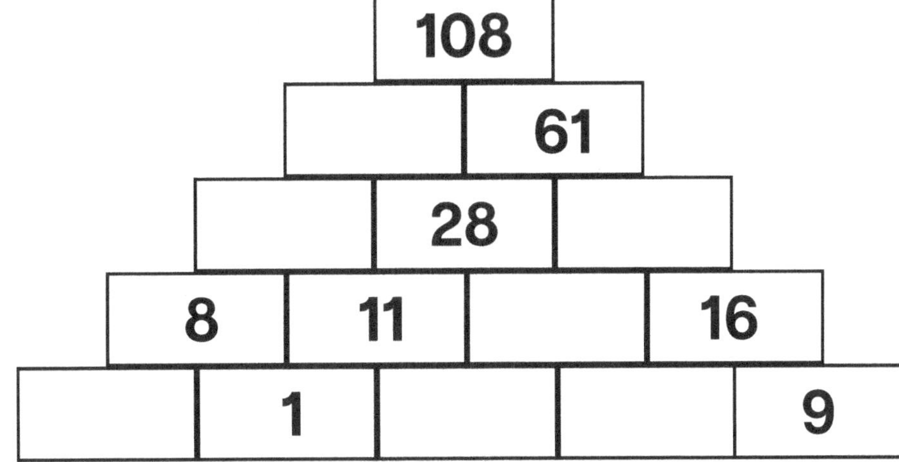

N°3

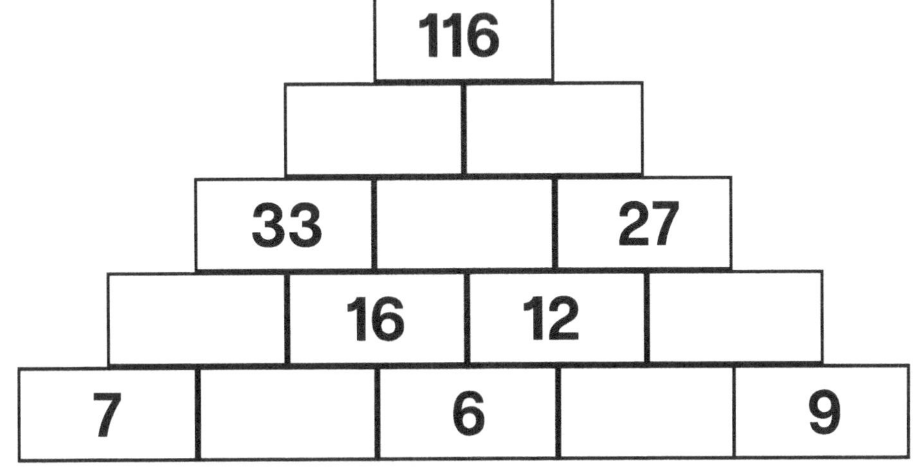

EXERCICE N° 59

Logique : trouvez le chiffre manquant

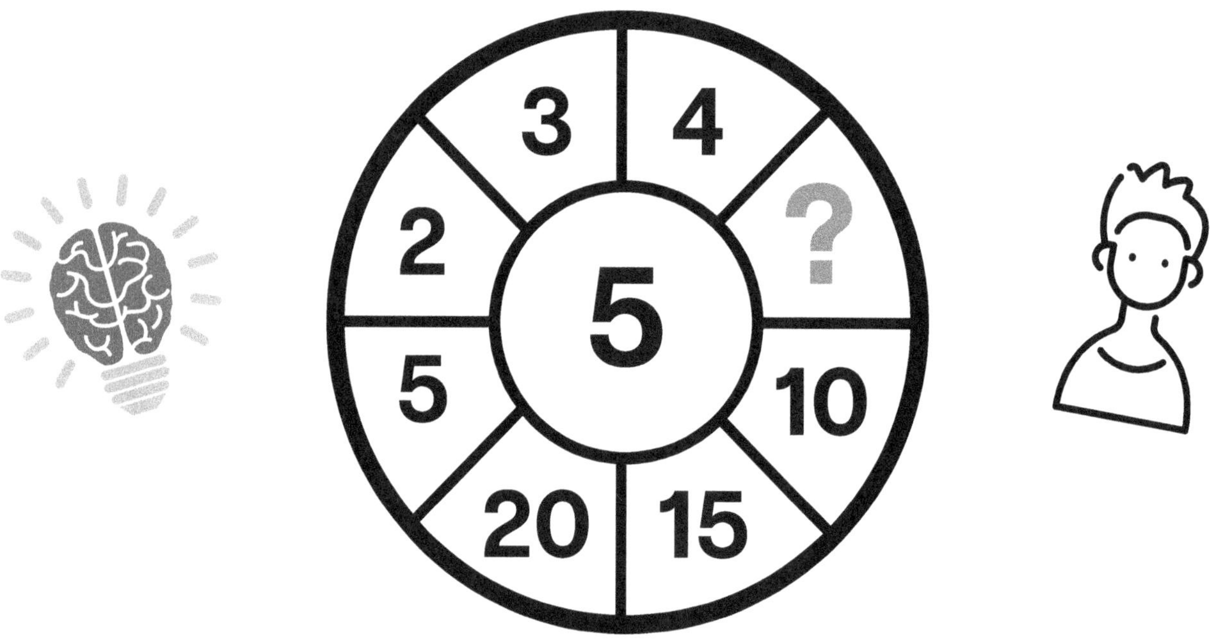

EXERCICE N° 60

Reliez les contraires

interroger ●   ● baisser

lever ●   ● descendre

libérer ●   ● sécher

marcher ●   ● courir

monter ●   ● crier

mouiller ●   ● répondre

murmurer ●   ● enfermer

LES
SOLUTIONS

SOLUTIONS

EXERCICE N°3   **Pyramides additions**

N° 3.1

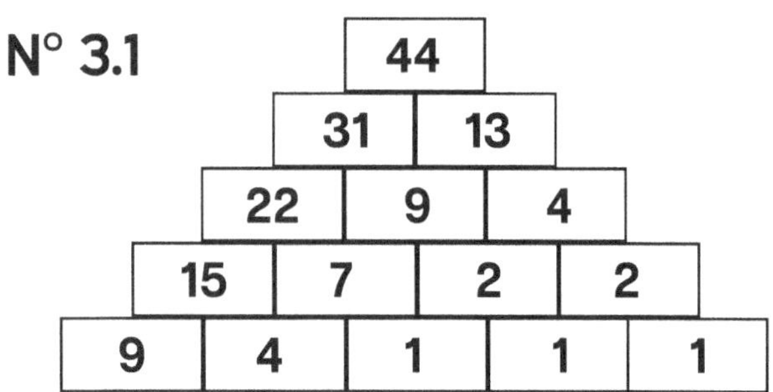

N° 3.2

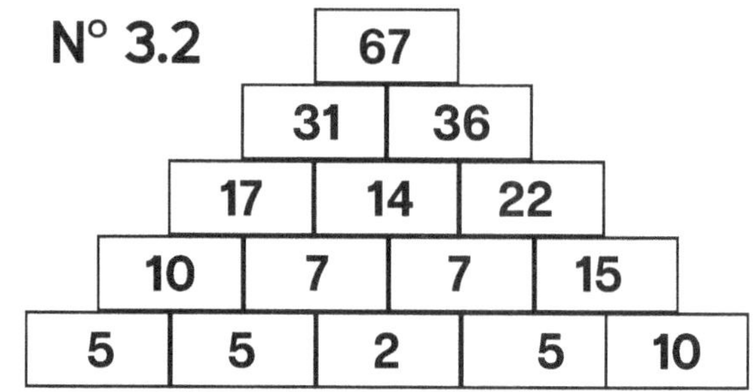

EXERCICE N°4

réponse: il y a 30 carrés

EXERCICE N°5

1) Cet habit lui va comme un gant.

2) Appeler un chat un chat.

3) Après la pluie, le beau temps.

4) Il a parlé si longtemps qu'il est au bout du rouleau.

5) Après une période difficile, nous voyons le bout du tunnel.

6) Tu ne peux pas discuter avec lui, il prend tout au pied
de la lettre.

7) Au royaume des aveugles, les borgnes sont rois.

8) Autant chercher une aiguille dans une botte de foin.

9) J' ai des fourmis dans les jambes

EXERCICE N°6

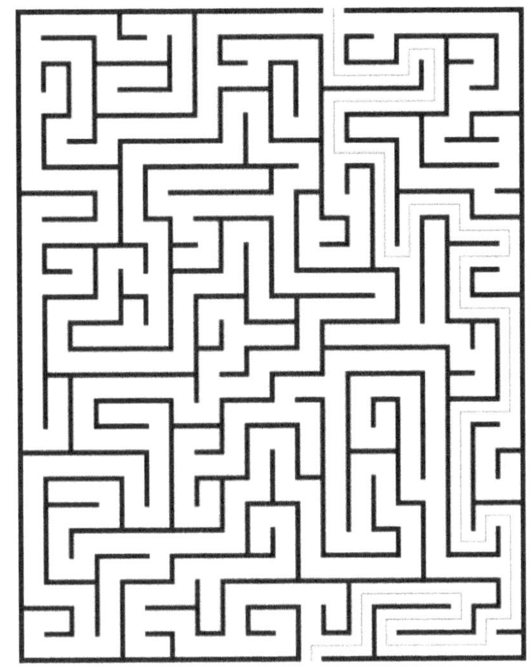

EXERCICE N°7

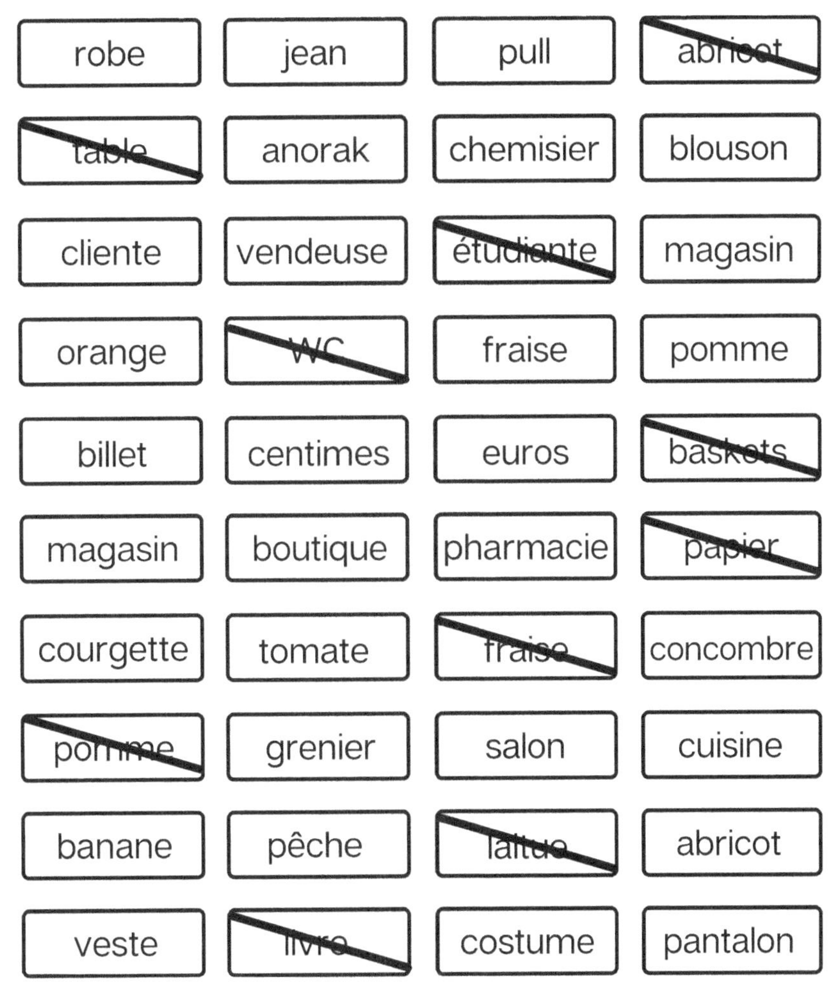

EXERCICE N° 9

Relie les contraires en eux

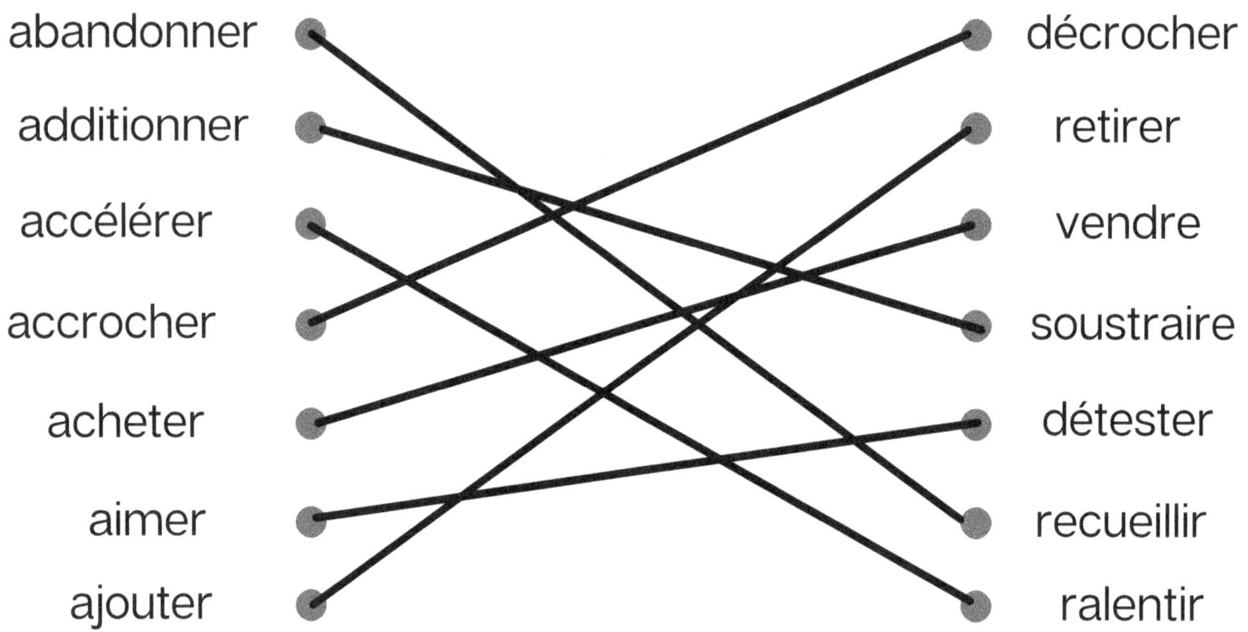

EXERCICE N° 10

Comptez le nombre de chaque élément

☐ = 17   ◯ = 17   ⬡ = 12

◇ = 12   ☆ = 14

EXERCICE N° 11

1) Léa adore promener son chien

2) le footballeur a marqué 2 buts

3) le chat dort sur le canapé

4) cette pièce sera jouée 3 fois cette année

5) il a transversé les pays du monde entier
6) Evelyne ne manque pas un épisode de la série
7) il a une véritable passion pour la peinture

EXERCICE N° 12

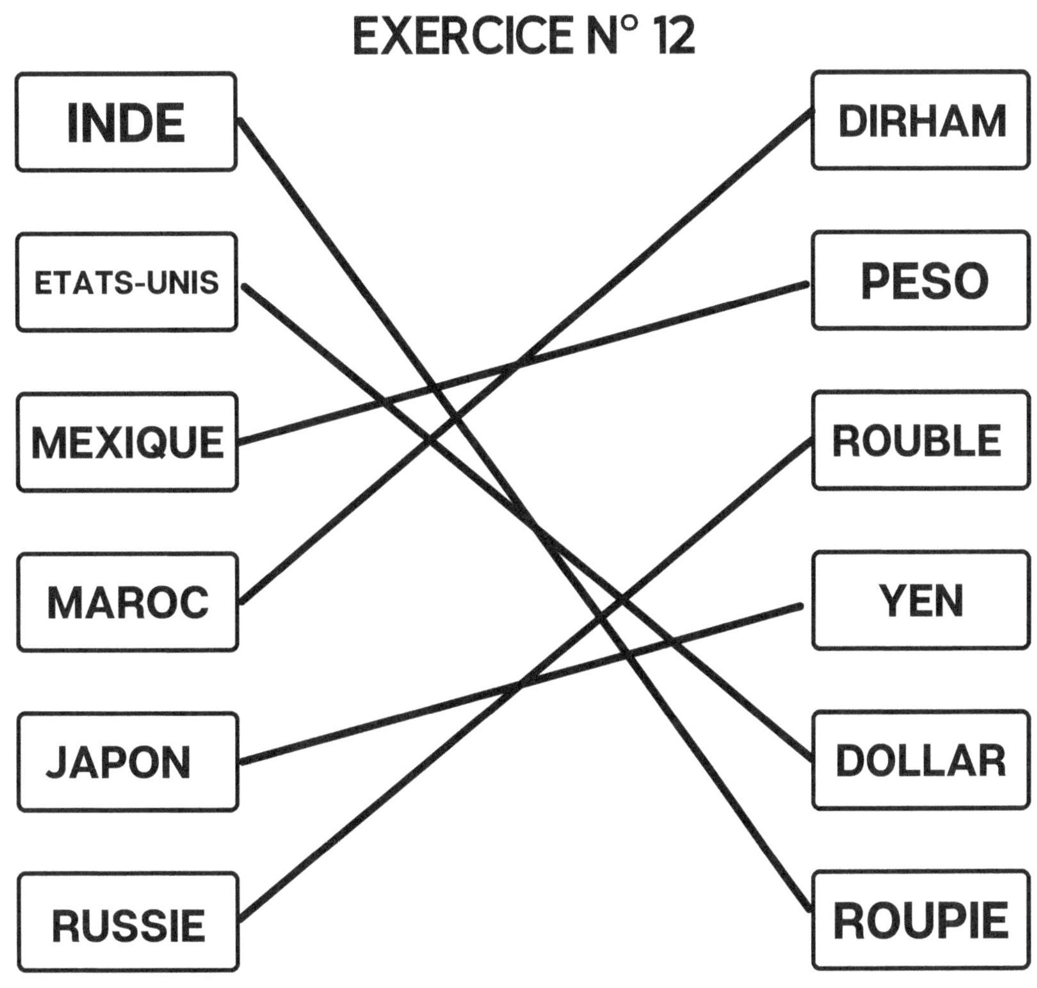

EXERCICE N° 13

25	49	75	18	65	8	92	34	57	42
75	51	25	82	35	92	8	66	43	58

83	17	29	77	32	55	12	56	14	44
17	83	71	23	68	45	88	44	86	56

EXERCICE N°14

Pyramide addition

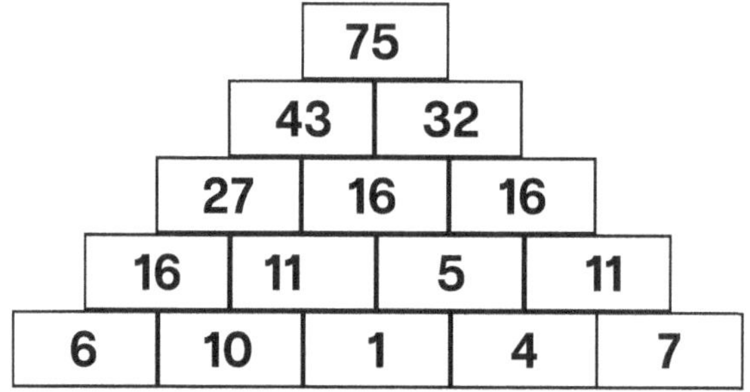

EXERCICE N°17

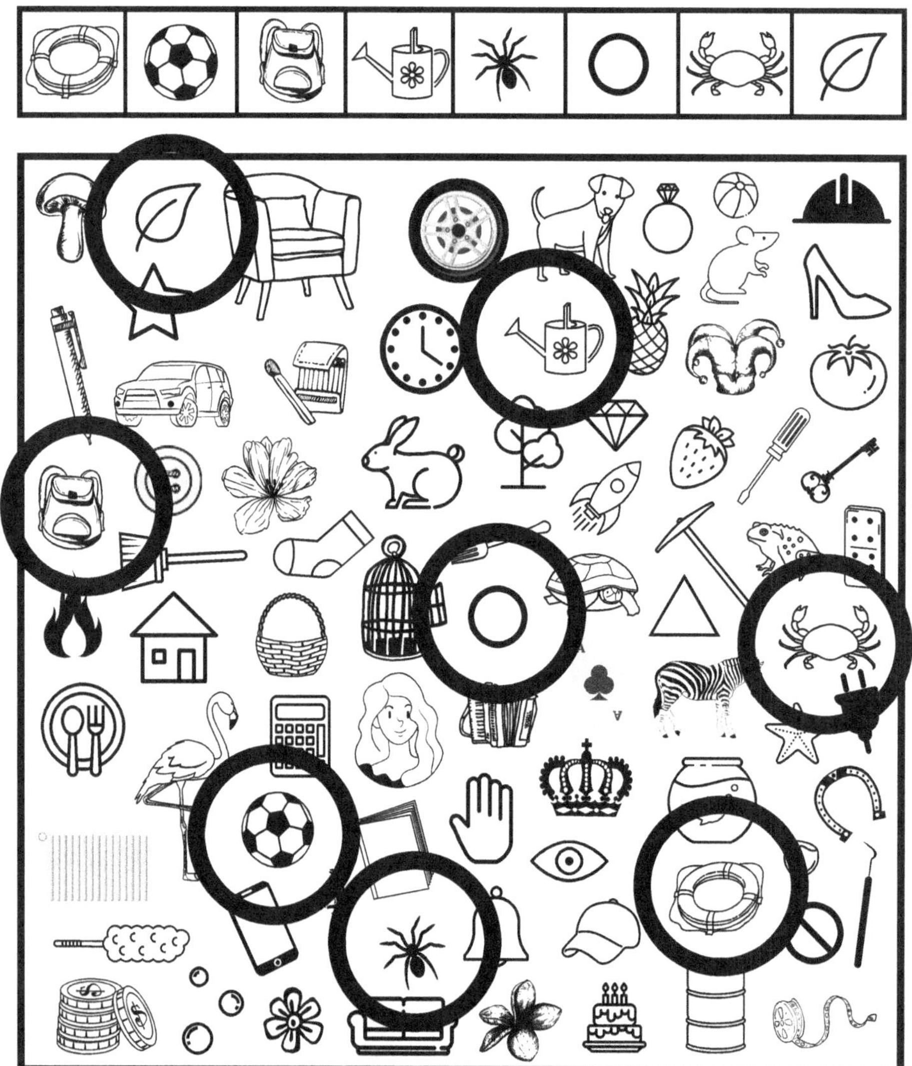

EXERCICE N°18

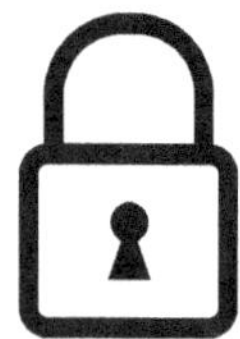

EXERCICE N°19

1) Albert pratique le vélo tous les dimanches matins

2) cela fait quinze jours qu'il gèle à -5 degrés

EXERCICE N°20

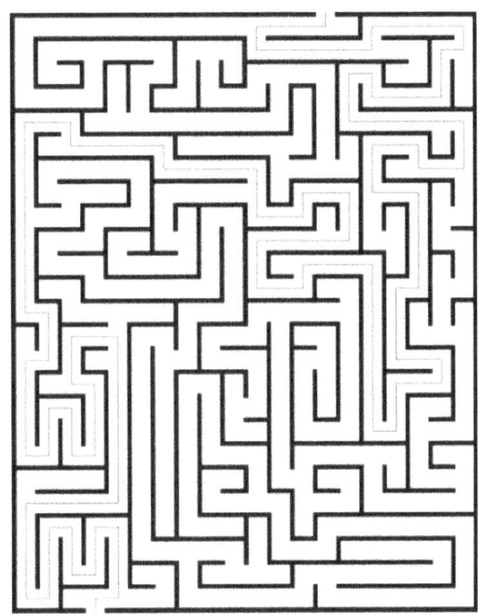

EXERCICE N°21

fleur du printemps ➡ ➡ | P | L | T | | | E | I | U |

T U L I P E

poisson dangereux ➡ ➡ | Q | R | N | | | I | U | E |

R E Q U I N

fruit rouge ➡ ➡ | S | C | S | S | | A | I |

C A S S I S

habitation ➡ ➡ | S | M | N | | | A | I | O |

M A I S O N

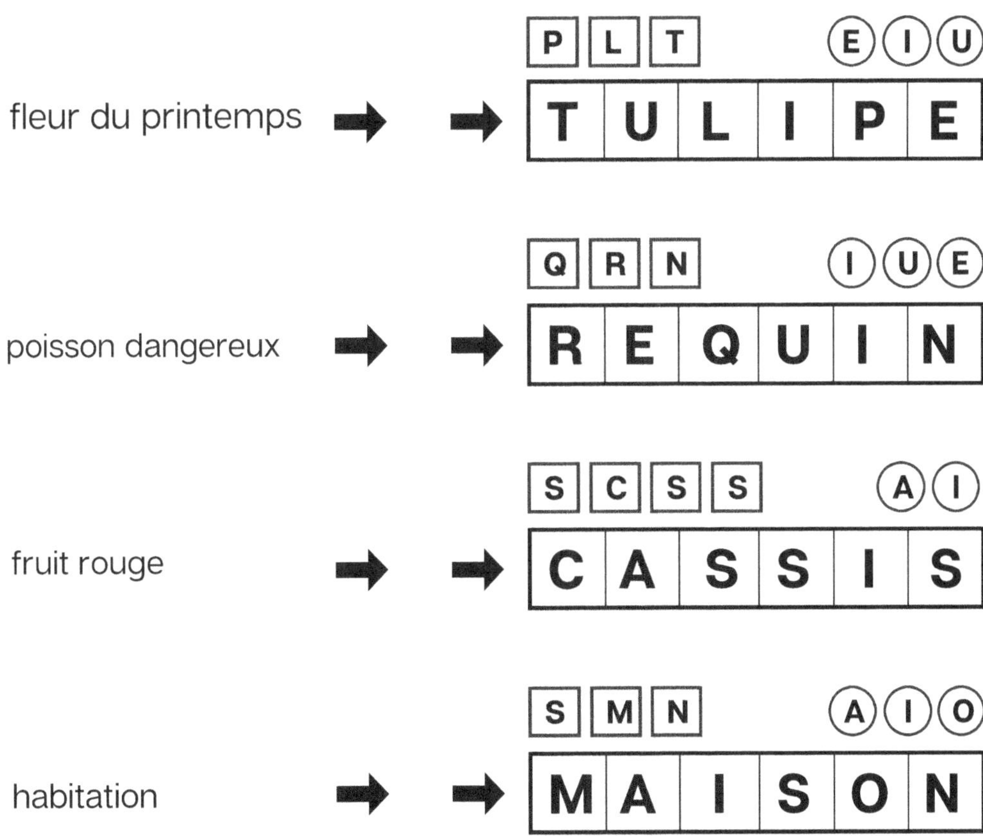

EXERCICE N°23

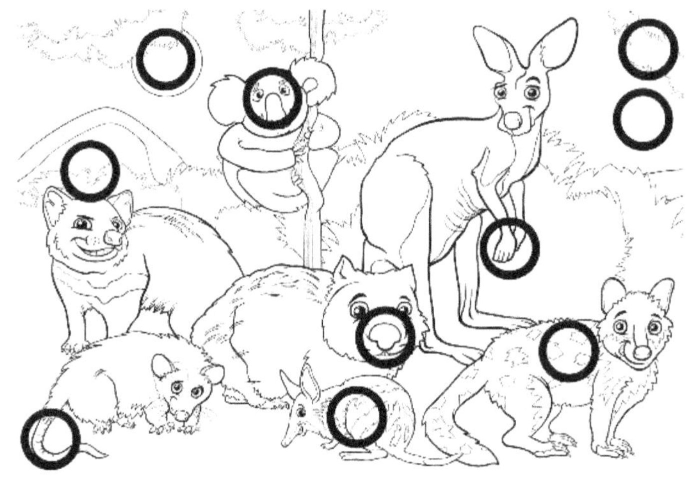

EXERCICE N°25

Pyramides additions

N° 1

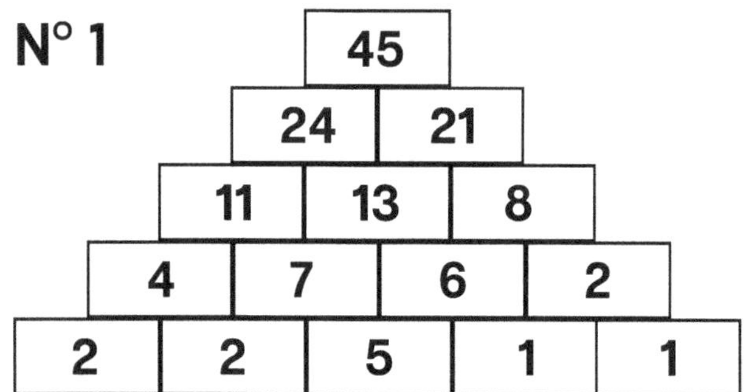

N°2

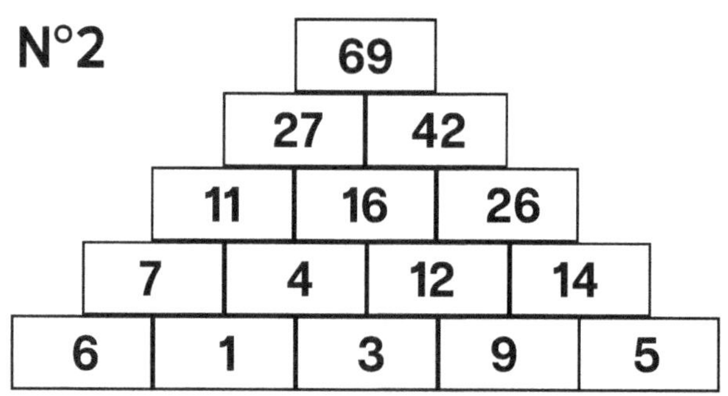

N°3

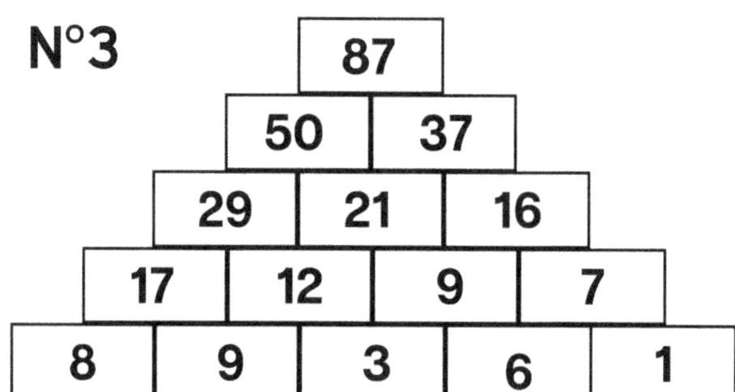

EXERCICE N°26

Le corbeau croasse

La grenouille coasse

L'abeille bourdonne

L'âne brait

La buse piaule

L'agneau bêle

Le goéland pleure

Le chameau blatère

Le chevreuil aboie

EXERCICE N°27

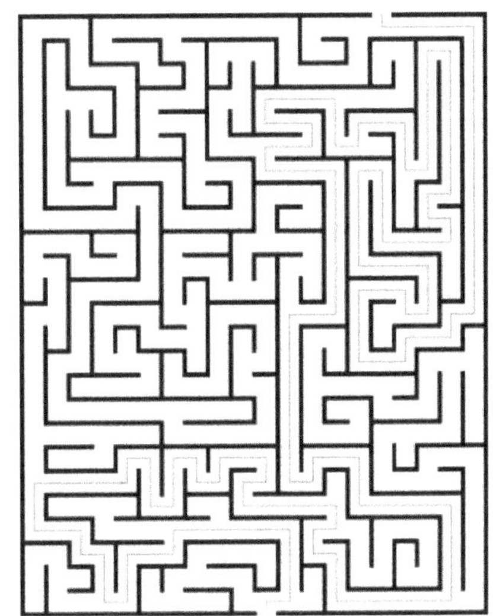

EXERCICE N°29

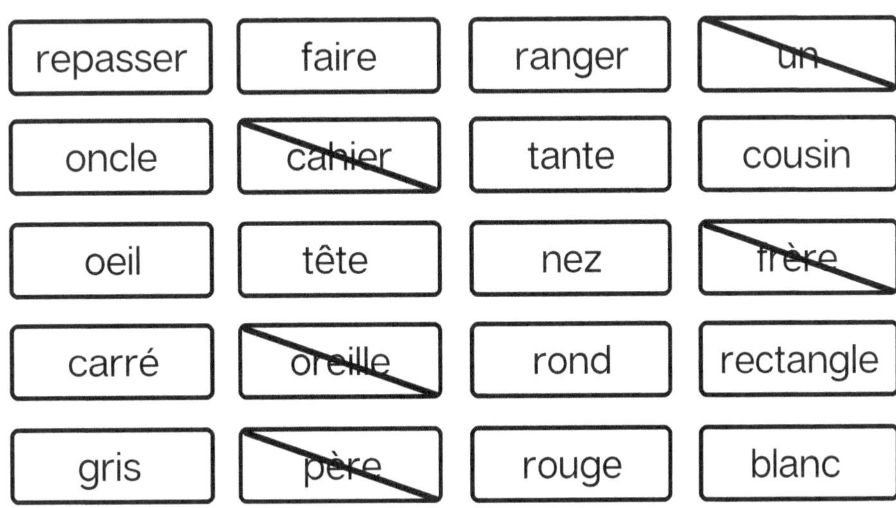

EXERCICE N°30

réponse: il y a 13 triangles

EXERCICE N°31

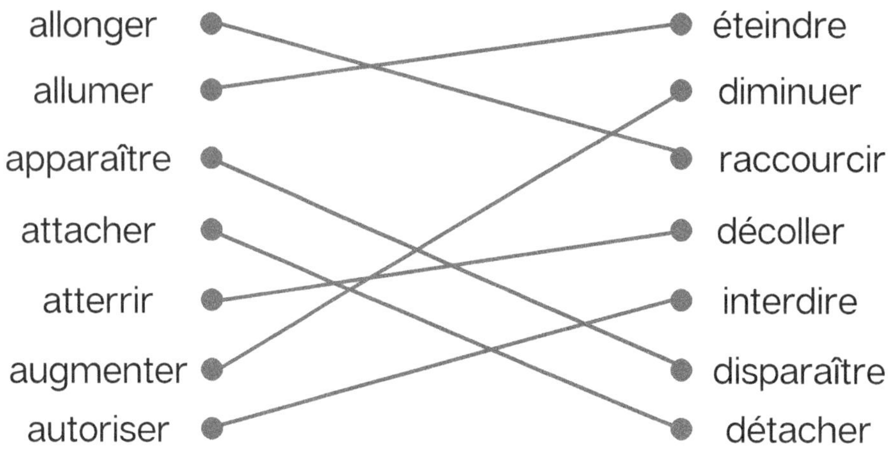

EXERCICE N°32

14 x 9 ___ 126	21 x 12 ___ 42 + 21 ___ 252
15 x 18 ___ 120 + 15 ___ 270	36 x 35 ___ 180 + 108 ___ 1260
5 x 28 ___ 40 + 10 ___ 140	4 x 30 ___ 0 + 12 ___ 120

EXERCICE N°35

le bon code | 7 | 5 | 2 | 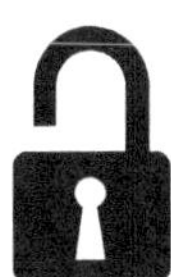

EXERCICE N°36

CANARI, CHAT, COCHON, ELEPHANT, POULE, BOEUF, CHEVAL, HIRONDELLE, TAUREAU, TIGRE

EXERCICE N°37

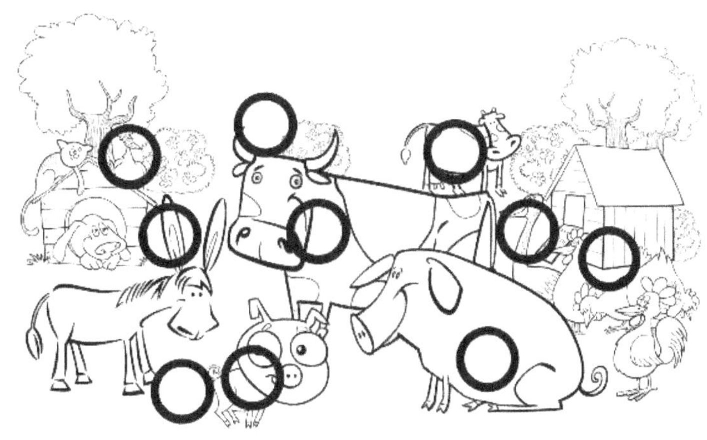

EXERCICE N°38

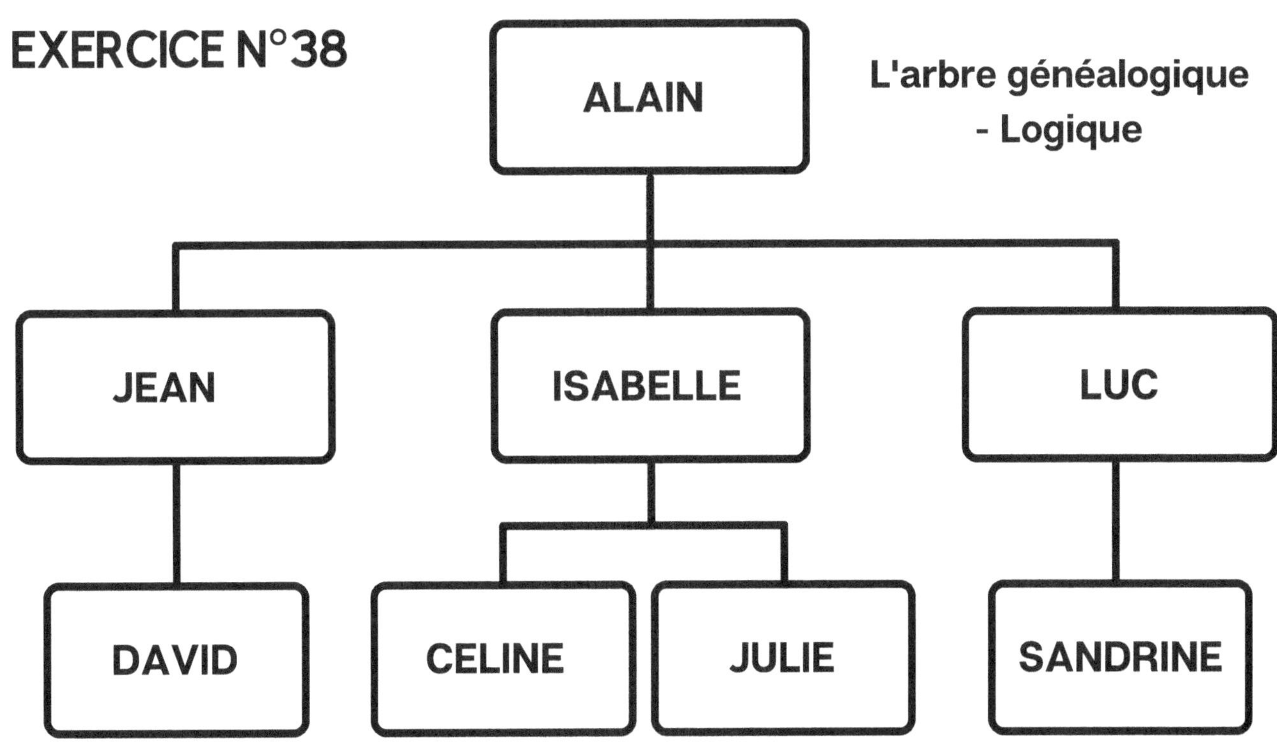

EXERCICE N°39

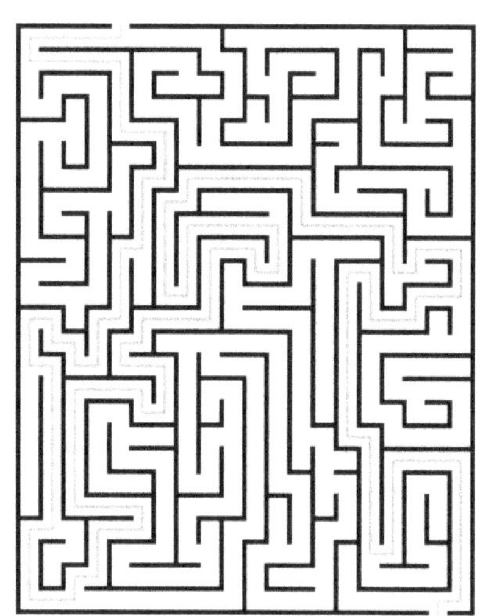

EXERCICE N°40

V C H L E A

animal de la famille des équidés ➡ ➡ C H E V A L

G N E A A U

né de la brebis ➡ ➡ A G N E A U

R F G A E I

animal à long cou ➡ ➡ G I R A F E

N C T A U O

oiseau tropical ➡ ➡ T O U C A N

EXERCICE N°41

Pyramides additions

N° 1

		100		
	41		59	
	15	26	33	
6	9		17	16
5	1	8	9	7

N°2

		121		
	53		68	
	23	30	38	
11	12		18	20
7	4	8	10	10

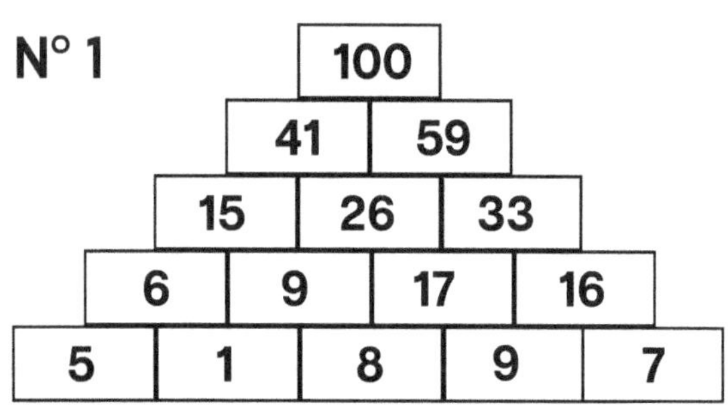

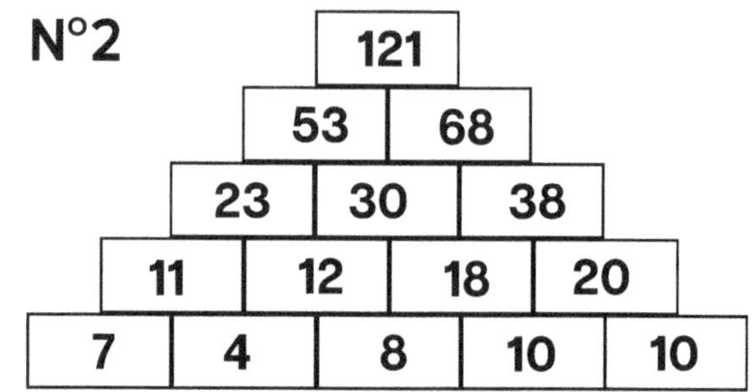

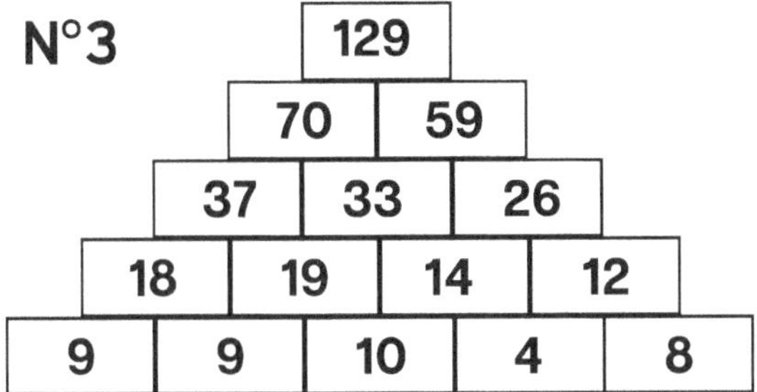

EXERCICE N°43

dans les aliments

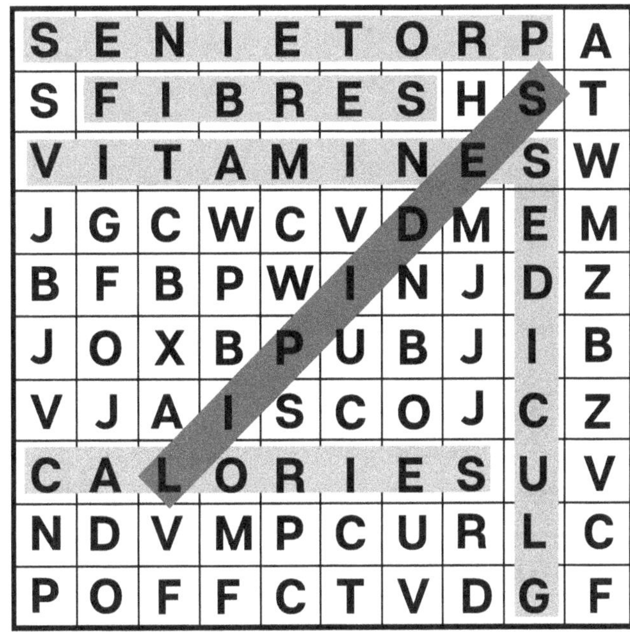

CALORIES   VITAMINES   PROTINES

LIPIDES   GLUCIDES   FIBRES

EXERCICE N°44

le bon code

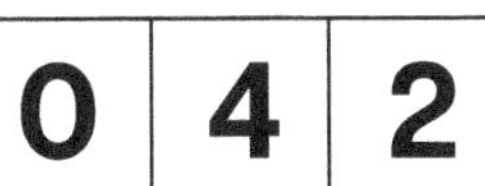

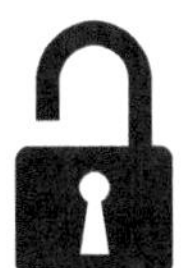

EXERCICE N°45

Relie les contraires en eux

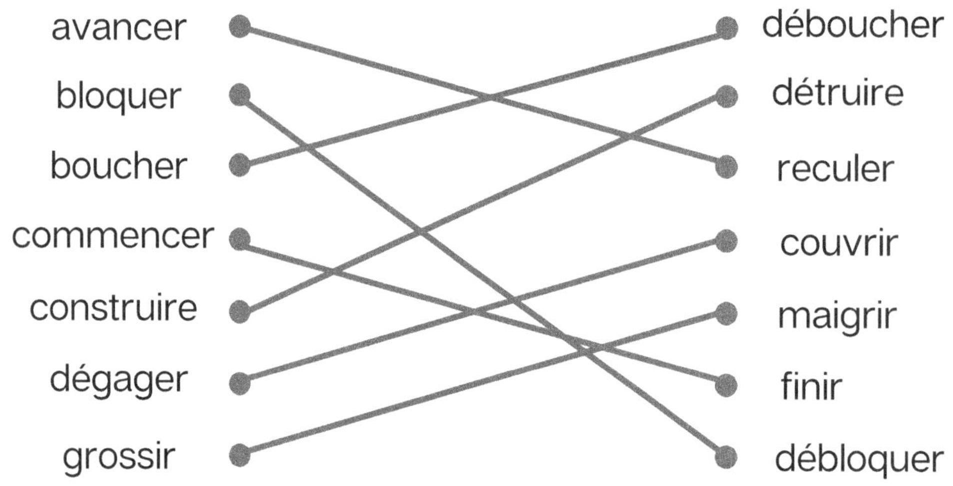

EXERCICE N°46

$$46 \times 8$$

$$
\begin{array}{r}
46 \\
\times \quad 8 \\
\hline
48 \\
+ \quad 32 \\
\hline
368
\end{array}
$$

$$
\begin{array}{r}
65 \\
\times \quad 11 \\
\hline
65 \\
+ \quad 65 \\
\hline
715
\end{array}
$$

EXERCICE N°47

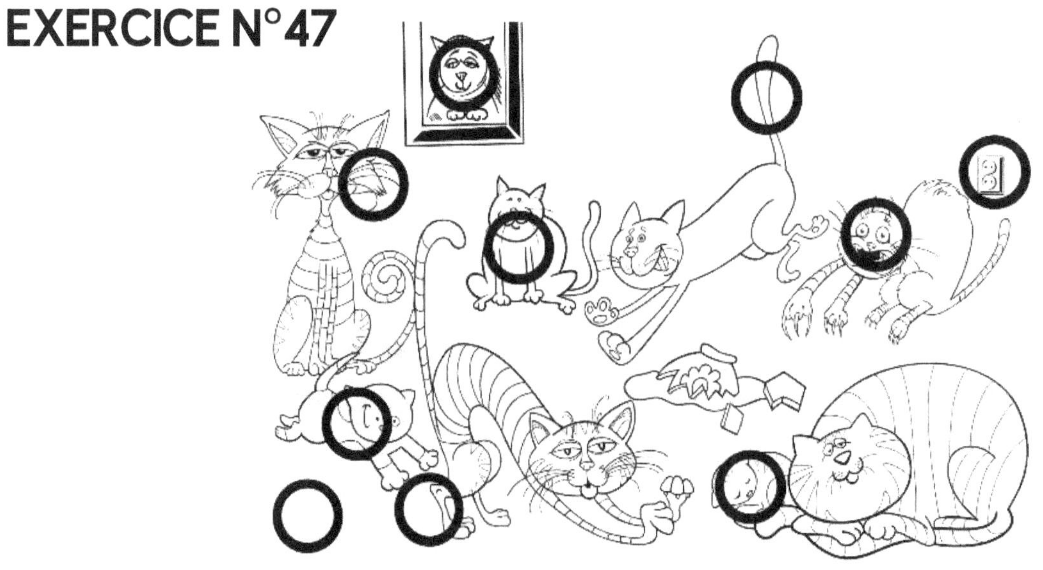

EXERCICE N°49

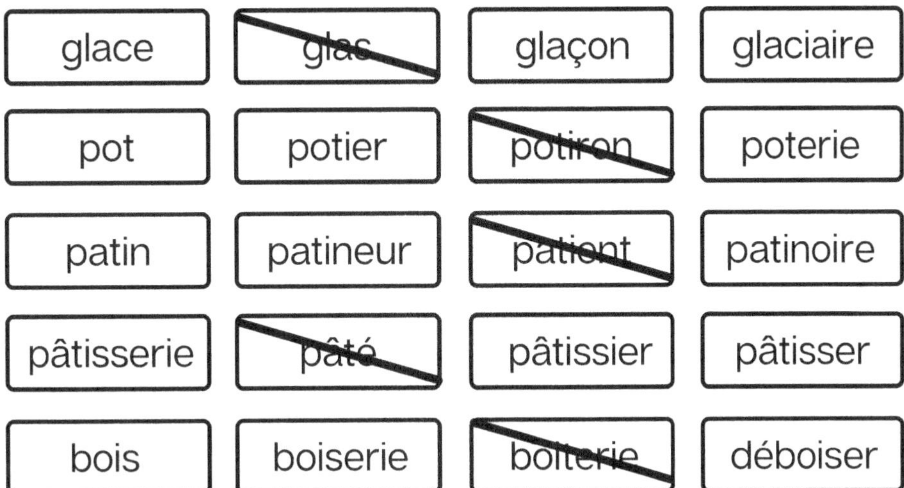

EXERCICE N°50

Sudoku 9x9

SUDOKU 1

2	5	3	8	6	7	1	9	4
4	6	7	3	1	9	8	5	2
9	1	8	5	4	2	6	3	7
6	2	5	1	9	8	7	4	3
3	9	4	6	7	5	2	8	1
8	7	1	4	2	3	9	6	5
5	3	2	9	8	1	4	7	6
1	8	6	7	3	4	5	2	9
7	4	9	2	5	6	3	1	8

SUDOKU 2

6	7	9	8	1	5	3	4	2
2	8	4	6	3	7	5	9	1
5	1	3	2	9	4	8	6	7
8	6	7	4	5	9	1	2	3
4	5	1	7	2	3	6	8	9
9	3	2	1	6	8	4	7	5
1	4	5	9	7	6	2	3	8
3	9	6	5	8	2	7	1	4
7	2	8	3	4	1	9	5	6

EXERCICE N°51

IRIS, LYS, ROSE, PIVOINE, OEILLET, PENSEE, GLAIEUL, VIOLETTE, ANEMONE, JACINTHE

EXERCICE N°52

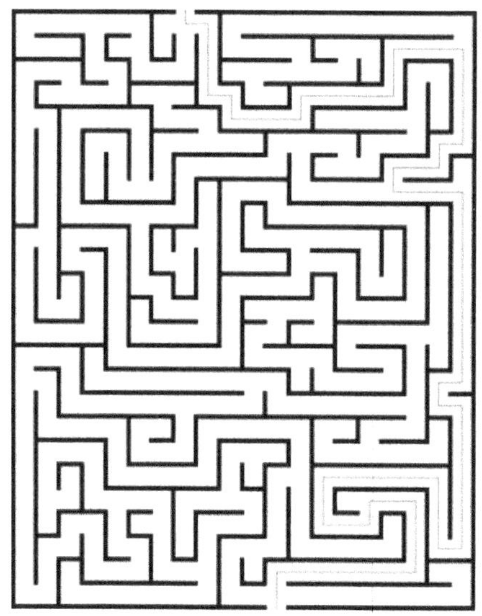

EXERCICE N°53

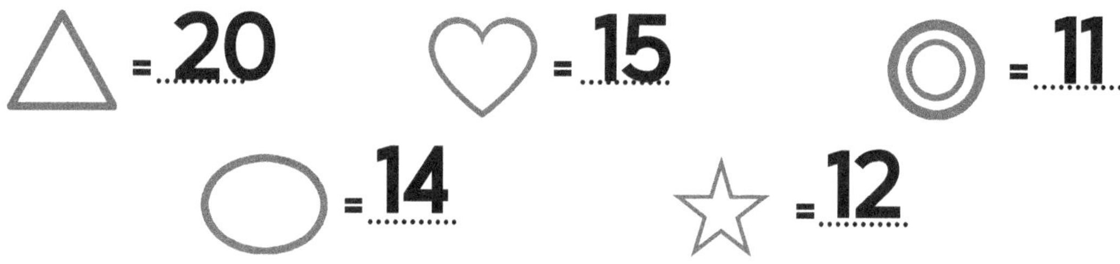

EXERCICE N°54

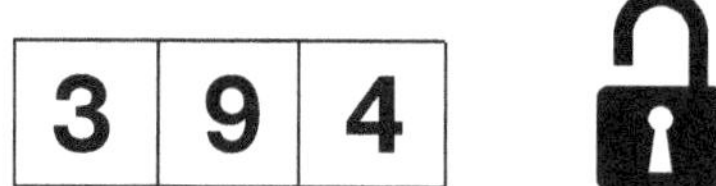

EXERCICE N°55

DANS LA VIE ON NE FAIT PAS CE QUE L'ON VEUT MAIS ON EST RESPONSABLE DE CE QUE L'ON EST.

JEAN-PAUL SARTRE

EXERCICE N°56

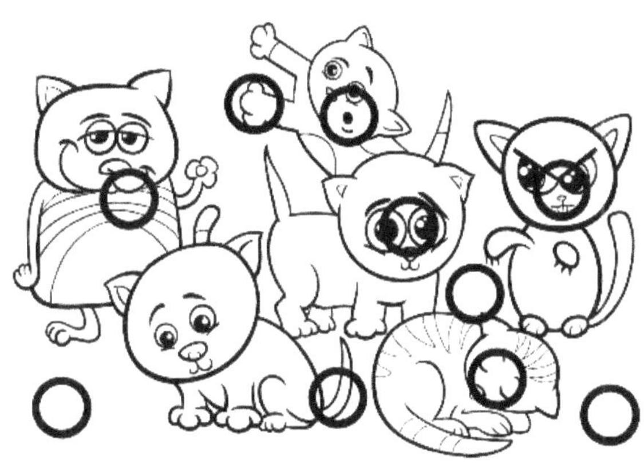

EXERCICE N°57

LANGAGE DE FLEURS

I	R	N	E	L	L	O	P	I	F
W	A	L	F	G	X	E	S	Z	L
L	T	J	V	E	T	R	A	Y	O
D	C	C	F	A	U	K	A	A	R
W	E	Q	L	E	G	L	V	M	A
G	N	E	L	U	F	P	Z	K	I
C	S	F	G	N	C	K	G	W	S
R	H	J	H	I	A	J	B	W	O
A	D	C	F	S	T	R	N	W	N
K	G	Q	J	P	T	C	B	U	A

NECTAR   PETALES   TIGE

POLLEN   FLORAISON   FLEURS

EXERCICE N°58   Pyramides additions

N° 1

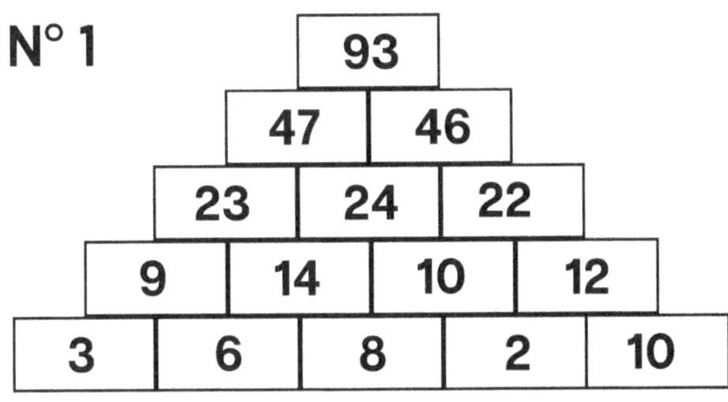

N°2

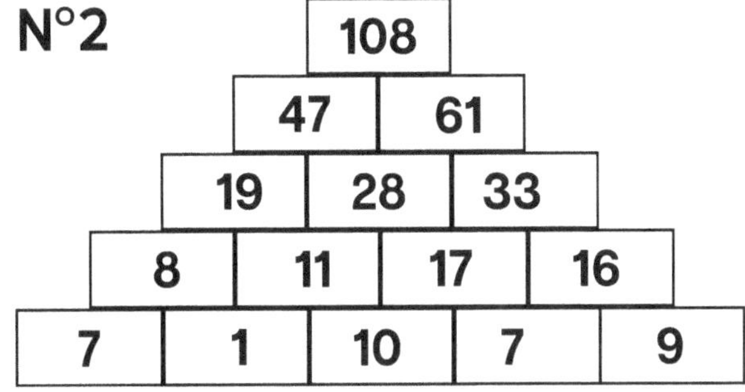

N°3

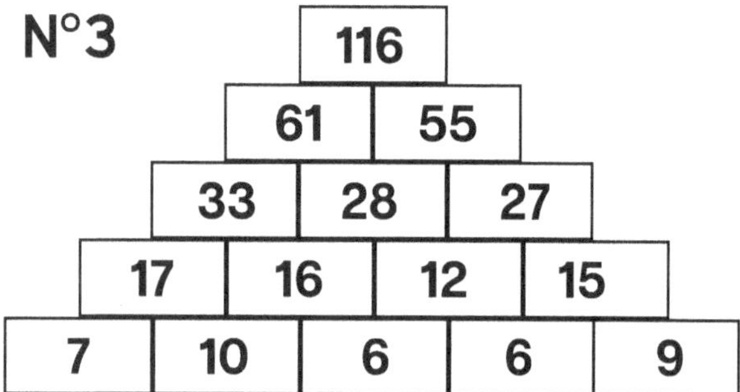

EXERCICE N°59   Logique

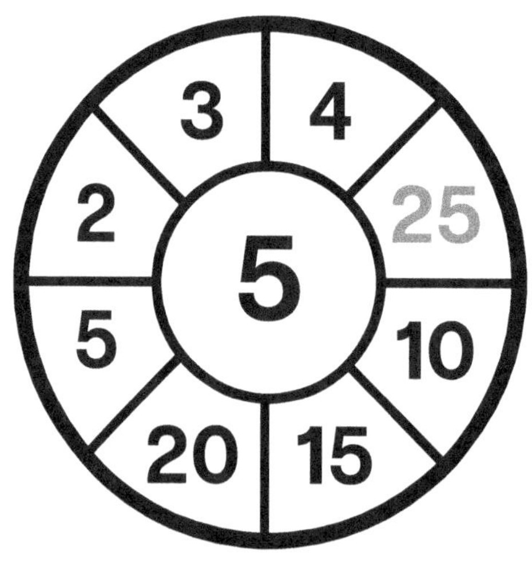

EXERCICE N°60

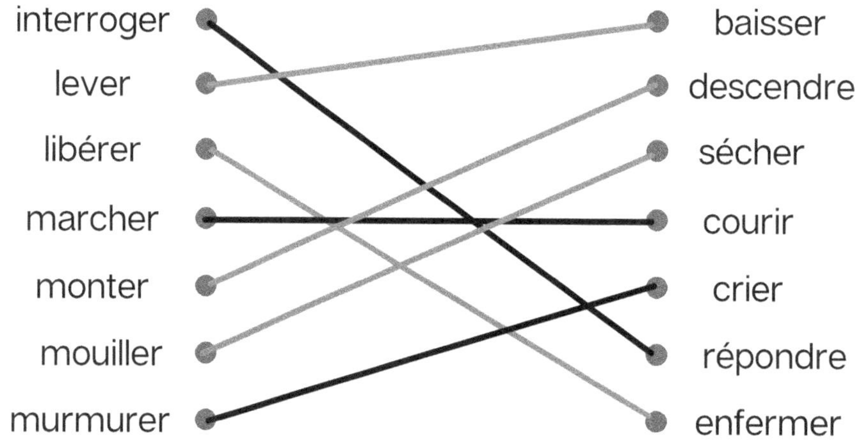